essentials

Essentials liefern aktuelles Wissen in konzentrierter Form. Die Essenz dessen, worauf es als „State-of-the-Art" in der gegenwärtigen Fachdiskussion oder in der Praxis ankommt. Essentials informieren schnell, unkompliziert und verständlich

- als Einführung in ein aktuelles Thema aus Ihrem Fachgebiet
- als Einstieg in ein für Sie noch unbekanntes Themenfeld
- als Einblick, um zum Thema mitreden zu können

Die Bücher in elektronischer und gedruckter Form bringen das Expertenwissen von Springer-Fachautoren kompakt zur Darstellung. Sie sind besonders für die Nutzung als eBook auf Tablet-PCs, eBook-Readern und Smartphones geeignet.

Essentials: Wissensbausteine aus den Wirtschafts, Sozial- und Geisteswissenschaften, aus Technik und Naturwissenschaften sowie aus Medizin, Psychologie und Gesundheitsberufen. Von renommierten Autoren aller Springer-Verlagsmarken.

Samuel Pfeifer

Weisheit als Ressource in der Psychotherapie

Ein Überblick

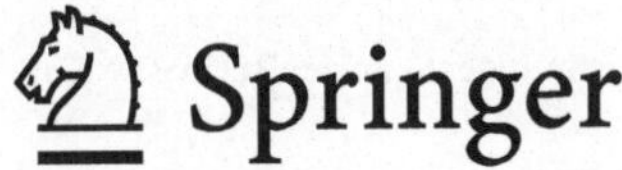

Prof. Dr. med. Samuel Pfeifer
Riehen
Schweiz

ISSN 2197-6708   ISSN 2197-6716 (electronic)
essentials
ISBN 978-3-658-09582-6 ISBN 978-3-658-09583-3 (eBook)
DOI 10.1007/978-3-658-09583-3

Die Deutsche Nationalbibliothek verzeichnet diese Publikation in der Deutschen Nationalbibliografie; detaillierte bibliografische Daten sind im Internet über http://dnb.d-nb.de abrufbar.

Springer
© Springer Fachmedien Wiesbaden 2015

Gedruckt auf säurefreiem und chlorfrei gebleichtem Papier

Springer Fachmedien Wiesbaden ist Teil der Fachverlagsgruppe Springer Science+Business Media
(www.springer.com)

Was Sie in diesem Essential finden können

- Die Aktualität des Weisheitsbegriffs im digitalen Zeitalter
- Wurzeln der Weisheit – ein Blick in die Geschichte
- Torhe – das Gegenteil von Weisheit
- Empirische psychologische Forschungen zum Weisheitsbegriff
- Ein didaktisches Basisraster der Weisheit
- Weisheitsforschung und psychotherapeutische Wirkmechanismen
- Personzentrierte Psychotherapie als Gegenteil einer biologistischen „personalisierten Psychiatrie".
- Weisheitskompetenzen als Mittel der Psychoedukation bei psychischen Störungen
- Weisheit und ihre Anwendung in der persönlichen Lebensgestaltung

Einleitung

Es gibt diese Momente, wo man sich Weisheit wünscht, zum Lösen eines Problems, zum richtigen Fühlen, Reden und Handeln – sowohl im persönlichen Leben als auch in der Psychotherapie. Viel einfacher ist es, vom Sofa aus andere zu beobachten, wie sie Probleme angehen, oft auf der grossen Bühne der Weltpolitik:

- Die Bundesregierung, die abwägen muss, ob sie Truppen in einen Konfliktherd senden soll. Was ist wichtiger, das Leiden der Menschen dort oder die vornehme pazifistische Zurückhaltung?
- Die Mitarbeitenden von „Médecins sans frontières", die (sicher nicht furchtlos) in eine Region gehen, wo die Seuche Ebola wütet.
- Die Verhandlungsleiter in einem Streik, der das öffentliche Leben lahm legt – wie kann man das erlösende Angebot, den tragfähigen Kompromiss anbieten?

Noch viel einfacher (und sehr befriedigend für die dunklen zynischen Anteile unseres Wesens) ist es, aus sicherer Distanz Fehlverhalten, Ungeschicklichkeit und moralisches Versagen bei öffentlichen Personen zu orten. Ja, es mag sogar eine interessante Annäherung an das Phänomen Weisheit sein, auszugehen von Verhaltensweisen, die wir explizit als „nicht weise" betrachten. Aus dieser Negativ-Filmrolle kann dann vielleicht eine Positivserie von erwünschten Eigenschaften eines „weisen" Menschen entstehen.

Bei „weisen Entscheidungen" geht es immer wieder um „Sein oder Nicht-sein", im Kleinen wie im Grossen. Weisheit ist mehr als Wissen, mehr als eine Leitlinie im klinischen Alltag, mehr als eine Gebrauchsanweisung für gelingendes Leben. Weisheit, so besagt es ein Versuch der Definition, beschäftigt sich mit „wesentlichen Fragen des Lebens", etwa grosse Krisen, Niederlage, Krankheit und Sterben.

Allerdings – Sein oder Nichtsein betrifft nicht nur Leben oder Tod, sondern viele Bereiche einer erfüllten Existenz, den ganzen farbigen Fächer unseres Daseins, der uns selbst als Einzelne beschäftigt, der aber gerade auch in die Psychotherapie eingebracht wird. Und nicht selten lautet dann die Erwartung unserer Ratsuchenden: „Bitte sagen Sie mir, wie ich mich verhalten soll, was ich sagen soll! Was soll ich tun oder lassen?"

Nun, dieser Text wird Ihnen keine einfachen Anweisungen geben – gerade darin liegt ja auch die professionelle Haltung, wie wir in solchen Fragen die Person selbst zum Nachdenken anregen, zum Abwägen zwischen Vorteilen und Verlusten. Oft sind es Sekundenbruchteile, die uns selbst die eine oder andere Antwort geben lassen; Sekundenbruchteile, die rationales Denken nicht zulassen, sondern geleitet sind von jenem inneren Kompass, den wir „Weisheit" nennen.

Sehnsucht nach Weisheit im digitalen Zeitalter

Weisheit erscheint im Zeitalter von Fachwissen, Leitlinien und neurobiologischen Zugängen zur Seele fast wie ein archaischer Anachronismus, ohne Relevanz für die Zukunft einer wissenschaftlich geprägten Psychotherapie und Psychiatrie. Und doch besteht ausgerechnet in den High-Tech-Zentren des Silikon Valleys in Kalifornien ein enormes Bedürfnis nach einem Sinn jenseits der digitalen Algorithmen und gesellschaftsverändernden Software. „Wisdom 2.0" heisst eine Initiative von Soren Gordhamer, die Tausende von Mitarbeiter von Google, Facebook, Twitter und anderen Hightech-Firmen anzieht. Ihre Botschaft ist letztlich: In der beschleunigten Welt des Internets brauchen wir Zeiten der Meditation und des Rückzugs, um noch besser zu spüren, was unsere Kunden wollen. Achtsamkeit und die buddhistische Betonung auf „Mitgefühl und Barmherzigkeit" hätten laut Arturo Bejar zu sensibleren Dialogen auf Facebook geführt, wenn jemand einen Post als unangebracht oder verletzend entfernen wollte. Meditation, so sagt es ein Exponent, habe ihm letztlich geholfen die Fähigkeit zu entwickeln, „Freude auf Knopfdruck" zu erhalten (aus einem Bericht der Fachzeitschrift „WIRED" 18.06.2013). Diese kalifornisch aufgepeppte Form der „Weisheit" ist trotz buddhistischem Vokabular und vegetarischer Ernährung wohl trendig, aber letztlich sehr oberflächlich.

Auch wenn in der gegenwärtigen psychotherapeutischen Literatur sehr häufig eine Gleichsetzung von Weisheit mit buddhistisch geprägter Achtsamkeit erfolgt, so lässt dies leicht vergessen, dass es ein viel breiteres Feld historischer Weisheitsquellen gibt, von alten biblischen Texten, den Dialogen des Sokrates bis hin zu den Wüstenvätern und den Texten chassidischer Rabbiner.

Weisheit findet sich nicht nur bei Platon und Salomon, sondern sie wurde neu auch wieder in der psychologischen Forschung unserer Zeit aufgegriffen. Mit empirischen sozialpsychologischen Ansätzen versuchten etwa Paul Baltes oder Monika Ardelt herauszufinden, was der heutige Mensch unter Weisheit versteht.

Weisheit und Psychotherapie

Wenn Menschen sich nach Weisheit sehnen, so wünschen sie sich Wegweisung dafür, wie sie das Leben in seinen komplexen Spannungsfeldern bewältigen können, wie sie die Spannungen zwischen ethischen Ansprüchen und persönlichen Bedürfnissen überbrücken sollen. Sie empfinden das Leben oft als Kampf, der große gesellschaftliche Zusammenhänge und das ganz persönliche Lebensglück in Relation zueinander führen. Nicht umsonst wurde die Filmserie „Herr der Ringe" so erfolgreich. Eine wesentliche Figur ist da der Weise Gandalf, der hochgewachsene hagere alte Mann mit seinen weißen Haaren und den tiefliegenden und doch humorvoll funkelnden Augen. In ihm fokussiert sich die Sehnsucht nach Weisheit zum Verstehen und Bewältigen des Lebens, bei den Kriegern und Anführern, bei den Liebenden und bei den Suchern nach Glück und Bestimmung.

Der ägyptische Dichter Nagib Mahfuz hat einmal gesagt: „Ob ein Mensch klug ist, erkennt man an seinen Antworten. Ob ein Mensch weise ist, erkennt man an seinen Fragen."Wundern Sie sich deshalb nicht, wenn Sie in diesem Text nicht nur Antworten finden, sondern auch offene Fragen, die selbst eine noch so detaillierte Recherche letztlich nicht beantworten kann.

Inhaltsverzeichnis

Wurzeln der Weisheit – ein Blick in die Geschichte 1

1.1 Jüdische Weisheit im Altertum

Seit Urzeiten haben Menschen nach Weisheit gestrebt und diejenigen bewundert, denen sie gegeben war. In der jüdischen Tradition gilt Salomo als der sprichwörtlich weise König. Berühmt wurde er durch seinen Richtspruch, als zwei Frauen zu ihm kamen: sie wohnten zusammen und beide hatten ein Baby im gleichen Alter. Doch eines wurde im Schlaf erdrückt. Wem gehörte der überlebende Säugling? Beide beanspruchten das Kind für sich. Nachdem sich keine Einigung erzielen ließ, gab Salomon einen scheinbar grausamen Befehl: „Teilt das Baby mit dem Schwert, dann hat jede eine Hälfte!" Da fiel die wahre Mutter dem Soldaten ins Schwert und bat um das Leben des Kindes. Ihre Muttergefühle hatten das Leben des Säuglings höher gewertet als das persönliche Anrecht, ihn aufziehen zu dürfen.

Was war an diesem Entscheid so weise? König Salomon hatte noch keinen DNS-Test zur Verfügung, die Behauptungen der Frauen standen äußerlich im Widerspruch. Aber er wusste um die grundlegenden Muttergefühle (die stärker sind als egoistische Anspruchswünsche) und konnte diese in den Kontext des Geschehens einbetten. Er verwendete die Technik der paradoxen Intention und ermöglichte so einen Perspektivwechsel: Um die tiefsten Gefühle zu provozieren, musste er eine extreme Gefahr für das Leben des Kindes erzeugen, die schließlich die wahre Mutter erkennen ließ. Und nebenbei: Salomo war ein großartiger Kommunikator – die Geschichte ging wie ein Lauffeuer durchs Volk und bewegt uns bis heute.

Weisheit besteht nicht nur in guten Gefühlen (wie es die Achtsamkeit suggeriert), sondern insbesondere im richtigen Handeln. „Guter Rat wird dich bewahren und Verstand wird dich behüten." (Sprüche 2,11). Dabei unterscheidet Salomon

© Springer Fachmedien Wiesbaden 2015
S. Pfeifer, *Weisheit als Ressource in der Psychotherapie,* essentials,
DOI 10.1007/978-3-658-09583-3_1

zwischen Verhalten das weise ist, und Verhalten, das töricht ist. Beispiele solch negativer Haltungen sind etwa: Geschwätzigkeit, Hochmut, materielles Streben, Geiz, Hader, Faulheit, sexuelle Untreue oder oberflächliche Diesseits-Orientierung. Auf dem dunklen Hintergrund eines falschen, törichten Lebens entwickelt er einen breiten Entwurf der Weisheit, der wohl auch kulturell geprägt ist, aber von seiner Aktualität bis heute nichts eingebüßt hat.

Spannend ist zudem die Lektüre des Buches „Kohelet" (Prediger), in dem Salomon auch die Grenzen der Existenz und des Strebens nach ultimativer Weisheit anspricht (und dieser Zweifel ist auch ein Aspekt von Weisheit). Unter dem großen Titel „Alles ist eitel" ist zu lesen: „Ich richtete mein Herz darauf, dass ich lernte Weisheit und erkennte Tollheit und Torheit. Ich ward aber gewahr, dass auch dies ein Haschen nach Wind ist. Denn wo viel Weisheit ist, da ist viel Grämen, und wer viel lernt, der muss viel leiden." (Kohelet 1, S. 17–18).

1.2 Rabbinische Weisheit

In der jüdisch-orthodoxen Subkultur haben die Rabbiner mit ihren weisen Ratschlägen eine besondere Stellung. Sie geben nicht nur religiöse Weisung, sondern entscheiden aufgrund der Gesetzesbücher bis in kleinste Details, was richtig und was falsch ist (Telushkin 2010).

Oft werden Weisheiten in Form von Fabeln und Geschichten erzählt, wie sie auch in vielfältiger Form im Internet kursieren. Vom Umgang mit Kritik: „Sagt dir einer, du hast Eselsohren, so achte nicht darauf. Sagen es dir zwei, so lege dir einen Sattel auf!" Auslegung: Die öffentliche Stimme hat in der Regel Recht. „Die Stimme des Volkes ist Gottes Stimme" (Rabbi Jalkut).

Der chassidische Rabbi Tzvi Freeman ermahnt zur Demut: „Brich ein Stück Brot ab, bevor du isst. Du kannst nicht das ganze Brot in den Mund nehmen. Tu dasselbe auch mit der Weisheit. Denn die Wahrheit beginnt nicht mit dem Verstand."

Der Lubavicher Rebbe M.M. Schneerson schliesslich sagt uns etwas sehr Wichtiges über den Unterschied zwischen Herstellen und Reparieren, das sehr wohl auch als Metapher für die Psychotherapie verstanden werden kann: „Herstellen ist ein Zusammenstellen von Einzelteilen. Doch das Reparieren erfordert grössere Weisheit. Es gilt, das Ganze aus den zerbrochenen Einzelteilen zu erkennen. Der die Welt im Wissen um ihre allmähliche Zerstörung erschuf, möge uns mit der Weisheit ausrüsten, sie wieder zu reparieren."

1.3 Weisheit bei den alten Griechen

Der bedeutendste Philosoph (Freund der Weisheit) war Sokrates, dessen Lehren von seinem Schüler Platon aufgeschrieben wurden (Geyer 1978). Aufgabe der Weisheit sei es, die Seele zu ergründen, sowohl die Seele des Einzelnen aber auch die einer Gemeinschaft. Wesentlich sei es, die „Idee des Guten, dessen, was Leben wirklich mehrt und trägt und am Ende im besten Fall glücken lässt" zu erkennen. Er bestimmte vier Kardinaltugenden: Weisheit, Tapferkeit, Maßhalten und Gerechtigkeit.

Aristoteles unterschied zwischen philosophischer Weisheit und praktischer Alltagsweisheit: „Weise ist der, der das Rechte tut, zur rechten Zeit und in der rechten Art." Der Weise ist in der Lage aufgrund seines inneren Wissens ethische und balancierte Entscheide zu treffen, die dem Ganzen dienen. Die Stoiker zeichneten das Bild des Weisen, der in sprichwörtlich „stoischer Ruhe" die Wechselfälle des unwandelbaren und vorherbestimmten Schicksals annimmt.

1.4 Östliche Weisheit

Tugendlehren gab es auch schon im alten China. Dabei finden sich sehr unterschiedliche Gewichtungen. So postuliert Konfuzius folgende fünf Kardinaltugenden: Menschlichkeit, Gerechtigkeit oder Rechtes Handeln, Sitte, Wissen und Wahrhaftigkeit.

Im Gegensatz zu diesen individuellen Tugenden formuliert Mengzi interpersonelle Tugenden seiner Zeit und Kultur: Innigkeit – zwischen Vater und Sohn, Rechtes Handeln – zwischen Fürst und Untertan, Trennung – zwischen Gatte und Gemahlin, Reihenfolge – zwischen Alt und Jung und Wahrhaftigkeit – zwischen Freund und Freund. Buddha formulierte die vier edlen Wahrheiten des Buddhismus, die zugleich auch der Weg der östlichen Weisheit sind (Thich Nhat Hanh 1999):

1. Alles Leben ist Leiden. Auch das grösste irdische Glück ist begrenzt und vergänglich.
2. Leiden entsteht nicht nur durch negative Emotionen (wie etwa Geiz, Eifersucht oder Stolz) sondern ganz allgemein durch das Begehren (tanha = Dürsten nach etwas), durch das Streben nach Glück und Anerkennung.
3. Weisheit liegt im Loslassen des irdischen Begehrens.
4. Der achtfache Pfad ist der Weg zur Beendigung allen Leidens: rechte Anschauung, rechte Rede, rechtes Denken, rechtes Handeln, rechter Lebenserwerb, rechte Anstrengung, rechte Achtsamkeit (hier findet sich der Begriff, der breiten Eingang in die Psychotherapie gefunden hat), und rechte Sammlung.

In den Veden und anderen indischen Traditionen finden sich viele Lebensweisheiten. So beschreibt ein indischer Text die Weisen wie folgt: [sie seien] „nicht schlaff, aber auch nicht gierig, …. energisch, aufrecht, unbeirrt, doch sanft und ansprechbar und ohne Stolz. Genügsam seien sie und bescheiden, nicht betriebsam, aber klug. sie zügeln ihre Sinne, haben leicht genug." (Scobel 2008, S. 16)

Die chinesischen Weisheitslehren sind mindestens 2500 Jahre alt und gehen auf Lao-tse zurück, dessen Lehren im Tao-te-Ching aufgeschrieben wurden (Paul 2001). Lao-tse lehnte ein einseitig rationales Wissen ab, und postulierte Intuition und Mitgefühl als Weg zur Weisheit. Ein typisches Zitat von Lao-tse lautet: „Beim Streben nach Wissen wird täglich etwas hinzugefügt. Bei der Einübung ins Tao wird täglich etwas fallen gelassen." (Laotse 2014).

Ein wichtiger chinesischer Weisheitslehrer war auch Konfuzius (551–479 v. Chr.), dessen Lehren in den „Neun Klassikern" aufgeschrieben sind. Sein Ideal: der edle, oder moralisch einwandfreie Mensch. Edel kann der Mensch dann sein, wenn er sich in Harmonie mit dem Weltganzen befindet. Höchstes Ziel sei es, „den Angelpunkt zu finden, der unser sittliches Wesen mit der allumfassenden Ordnung, der zentralen Harmonie vereint."

Die Weisheitslehren östlicher Tradition sind eher philosophisch und pragmatisch, jedoch nicht primär religiös geprägt sind. Sie sind geboren aus der tiefen Menschenkenntnis und den Alltagserfahrungen der Weisen, eingebettet in eine Grundhaltung der Bescheidenheit (Demut) und des Mitgefühls mit den Menschen.

1.5 Islamische Weisheit

Obwohl der Islam zu den Weltreligionen gehört, hat er überraschend wenig Weisheitsliteratur hervorgebracht (eine Übersicht findet sich bei Siddiqui 2014). Allenfalls Poeten haben einzelne Weisheitslehren in Worte gefasst. Meist findet man unter den Schlagworten „Islam & Weisheit" Aufrufe, sich Allah zu unterordnen und seinen Willen zu tun.

Torheit – das Gegenteil von Weisheit 2

2.1 Verletzung grundlegender Weisheitswerte

Vor kurzem fand sich folgende Schlagzeile in einer Zeitung: „Der Präsident ist zwar klug, aber er ist nicht weise!" Dieses Zitat gilt für so manchen Politiker, etwa für Präsidenten mit Praktikantinnen, für Bundestagsabgeordnete mit Drogenproblemen, Professoren mit unklarem finanziellen Gebaren oder Nationalräte mit sex-bezogenen „Selfies". Bei törichten Menschen kommt es zur Verletzung von Grundprinzipien der Weisheit:

- Empathie (Beispiel Personalführung, wo rücksichtsloses Leistungsdenken die Menschen in ihrer individuellen Situation ausbeutet, entwertet, verletzt oder demotiviert)
- Kontext (Beispiel Internetsteuer: ein ungarischer Präsident löste Volksaufstände aus, weil er das Internet besteuern wollte)
- Zeitperspektive (Beispiel kurzfristiger Gewinn aus billigen Energien gegenüber nachhaltiger Entwicklung ökologischer Energiequellen; kurzfristige Gewinnsteigerung eines Betriebs bei Demotivation der Mitarbeitenden)
- Werte/Haltung/Handlung (sexuelles Fehlverhalten, finanzielle Verfehlungen, mangelnde Anstrengung, Entschlusskraft etc.)

© Springer Fachmedien Wiesbaden 2015
S. Pfeifer, *Weisheit als Ressource in der Psychotherapie*, essentials,
DOI 10.1007/978-3-658-09583-3_2

2.2 Definition der Torheit

Torheit ist das Gegenteil von Weisheit: rigides, dogmatisches und unflexibles Denken, das Gefühle der Verbitterung und Verärgerung wahrscheinlich macht (Maercker 1998). Torheit ist eine Grundhaltung von unrealistischem Optimismus, Ich-Bezogenheit sowie Illusionen von Allwissenheit, Allmacht und Unverletzlichkeit (mich erwischt keiner!). Auch sehr intelligente Menschen erliegen in schwachen Stunden den Versuchungen von Geld, Sex und Machtstreben. Dabei fehlt es ihnen an grundsätzlicher Integrität, der Verbindung von Wissen, Aufgabe und Handlung. Dem törichten Menschen fehlt es an Einfühlung in die Gefühle anderer, sei dies in Notsituationen oder etwa im politischen Kontext einer Wahl (dies beginnt oft schon mit der Wortwahl und mit der Würdigung des Gegenübers). Törichte Menschen verstehen sich nicht in einer existenziellen Zeitperspektive (sie denken nicht an die langfristigen Folgen). Sie passen ihr Verhalten nicht an den Gesamtkontext an und verletzen damit Werte und Grundhaltungen, die in ihrem Umfeld als wesentlich für ein gelungenes Leben betrachtet werden. Törichte Menschen verletzen also alle vier Grundeigenschaften von Weisheit, die in diesem Text skizziert werden.

In den Sprüchen Salomos zählt auch die Faulheit zu den Eigenschaften eines Toren: er sorgt nicht vor und schafft keine Grundlage für seine Existenz. Der „Tor" hält sich nicht an (kontextuelle) Regeln seiner Gesellschaft oder seiner Position. Und schließlich wird als „Tor" auch der bezeichnet, der sich an materielle Götzen wendet statt an den transzendenten Gott. Eine hervorragende psychologische Analyse des Torheitsbegriffs findet sich bei Sternberg (2005).

Eindrücklich hat Mahatma Gandhi (1922) den Begriff „Torheit" auf den Punkt gebracht, als er „die sieben Todsünden der modernen Gesellschaft" definierte:

- Reichtum ohne Arbeit
- Genuss ohne Gewissen
- Wissen ohne Charakter
- Geschäft ohne Moral
- Wissenschaft ohne Menschlichkeit
- Religion ohne Opferbereitschaft
- Politik ohne Prinzipien

3.1 Eine Vielzahl von Definitionen

Wer die Versuche verfolgt, Weisheit zu definieren, ist erstaunt, wie divergent dieser doch so gebräuchliche Begriff beschrieben wird. Im Jahre 2010 trafen sich in Chicago neun Gelehrte der Weisheitsforschung, um miteinander eine Definition zu erarbeiten (Tiberius 2011). Für die einen hatte Weisheit mit Selbsterkenntnis zu tun, für andere war Weisheit eine Wertehaltung, ein moralischer Kompass für das menschliche Miteinander. Wieder andere betonten den Wissensaspekt und sahen Weisheit als eine Form der Intelligenz. Weisheit sei eine Hilfe zur Entscheidungsfindung um herauszufinden was im Leben wesentlich sei. Und schließlich wird Weisheit auch als ausgleichende Haltung in den Spannungsfeldern des Lebens gesehen. Das Gremium einigte sich als Ausgangspunkt dann auf folgende abstrakte Definition: „Praktische Weisheit ist die Fähigkeit, in guter Weise zu beurteilen, was im Leben zählt und die eigenen Handlungen entsprechend zu gestalten, soweit man diese steuern kann.“

Vertieft man sich in die Thematik, so wird schon bald klar, dass Wissen und Weisheit nicht dasselbe sind. Monika Ardelt hat in differenzierter Weise den Unterschied zwischen diesen beiden Begriffen herausgearbeitet. Während intellektuelles Wissen eine Anhäufung von Faktenwissen darstellt, geht es im weisheits-bezogenen Wissen um ein tieferes Verstehen von wichtigen Erfahrungen und Ereignissen.

Doch Weisheit geht in jeder Hinsicht über Wissen, Reflexion und Affekt hinaus. Da ist auch die existenzielle Komponente, die von Assmann (1991) betont wird: „Weisheit ist Wissen um ein gelingendes Leben unter den Bedingungen mensch-

© Springer Fachmedien Wiesbaden 2015   7
S. Pfeifer, *Weisheit als Ressource in der Psychotherapie,* essentials,
DOI 10.1007/978-3-658-09583-3_3

licher Unvollkommenheit und Gebrechlichkeit. Wissen und Handeln sind deshalb untrennbar verbunden."

3.2 Die psychologische Erforschung von Weisheit

Mit dem Hinweis auf die Begrenztheit des Wissens knüpft Assmann an die Antike an, wo Sokrates schon ausrief: „Ich weiss, dass ich nichts weiss!" Und Descartes wird mit dem Ausspruch zitiert: „Der Zweifel ist der Weisheit Anfang!" Dennoch ist es spannend, sich der psychologischen Forschung der Weisheit anzunähern. Die neuere Weisheitsforschung wird von fünf Persönlichkeiten und ihren Teams geprägt:

- Paul Baltes und Ursula Staudinger (Max-Planck-Institut für Bildungsforschung, Berlin): „Das Berliner Weisheitsparadigma".
- Robert J. Sternberg (Yale): Die „Balancetheorie der Weisheit".
- Monika Ardelt (Florida): Das „dreidimensionale Modell der Weisheit".
- Judith Glück (Klagenfurt): Laientheorien der Weisheit und gelebte Weisheit.
- Michael Linden (Berlin): Weisheitskompetenzen als psychotherapeutische Strategie.

3.3 Das Berliner Weisheitsmodell (Baltes und Staudinger)

Die Arbeitsgruppe um den deutschen Forscher Paul Baltes (1939–2006) am Max-Planck-Institut für Bildungsforschung untersuchte die Frage, wie man „erfolgreich altern" könne. Dabei stieß er auf die Bedeutung von Weisheit zur Lebensbewältigung. Auf einmal taten sich viel Fragen auf: Ist Weisheit angeboren oder kann man sie erwerben? Was hat Weisheit mit der Persönlichkeit zu tun? Was unterscheidet Weisheit von Wissen? Macht das Alter weise?

Sie definierten Weisheit als „Expertenwissen in Bezug auf die fundamentalen Tatsachen des menschlichen Lebens." Weise Menschen verfügten über folgende fünf Eigenschaften:

- Reiches Faktenwissen
- Reiches prozedurales Wissen (Know-how)
- Wert-Relativismus und Toleranz
- Lebensspannen-Kontextualismus
- Wissen um und Umgang mit Unsicherheit

In aufwendigen sozialpsychologischen Interviews versuchten die Forscher sich der Thematik anzunähern. Man gab den Probanden Geschichten mit ethischen Konflikten und bat sie, laut ihre Gedanken zu diesen Problemen zu äußern. Diese Überlegungen wurden auf Tonband aufgenommen und dann von trainierten BeurteilerInnen kategorisiert.

Beispiel 1

„Irmgard, eine 60jährige Witwe, hat vor kurzem das Studium der Betriebswirtschaftslehre abgeschlossen und ein eigenes Geschäft aufgemacht. Sie freut sich auf diese neue Herausforderung. Jetzt hat sie gerade erfahren, dass ihr Sohn mit zwei kleinen Kindern, für die er sorgen muss, allein gelassen wurde. Irmgard denkt über folgende Möglichkeiten nach: Sie kann planen, ihr Geschäft aufzugeben und zu ihrem Sohn zu ziehen, oder sie kann planen, ihren Sohn hinsichtlich der Kosten für Kinderbetreuung finanziell zu unterstützen. Was sollte Irmgard im Zusammenhang mit ihrer Planung tun und berücksichtigen? Welche zusätzlichen Informationen werden benötigt?" (nach Staudinger et al. 1994)

Beispiel 2

„Ein 14jähriges Mädchen will unbedingt sofort von zu Hause ausziehen. Was könnte man in dieser Situation bedenken und tun?"

NIEDRIGER WEISHEITSWERT „Ein 14jähriges Mädchen? Nein, nein, das geht nicht, man muss dem Mädchen sagen, dass das nicht in Frage kommt. Das ist nur so eine verrückte Idee."

HOHER WEISHEITSWERT (gekürzt) „Naja, oberflächlich betrachtet sieht das sehr einfach aus. Im Allgemeinen sollten 14-jährige zuhause leben. Aber es gibt Situationen, wo das nicht zutrifft. Vielleicht ist das Mädchen todkrank. Oder es gibt ein wirklich schweres Problem mit einem Elternteil. Oder vielleicht ist sie in einem anderen Kulturkreis aufgewachsen oder mit einem anderen Wertsystem. Wichtig ist jedenfalls, einen guten Weg zu finden, wie man mit ihr reden und mehr Information erhalten kann …"

Die Antwort zeigt sehr schön die vielschichtige Reflexion des einfach erscheinenden Problems. Sie ist auch ein gutes Beispiel für den Versuch, den Kontext der Handlung aufgrund einer persönlichen Situation des Mädchens (Werterelativismus) und möglicher kultureller Hintergründe besser zu verstehen.

3.4 Gelebte Weisheit (Judith Glück)

Die Weisheitsforscherin Judith Glück (geb. 1969) befragte Studenten, welche Menschen sie als weise bezeichnen würden. Genannt wurden neben Gandhi, Jesus, dem Dalai Lama, Mutter Theresa und Nelson Mandela etwa auch Queen Elizabeth, Winston Churchill oder der Papst. Es fiel auf, dass häufiger Menschen in hohem Alter, männlichen Geschlechts und in einer Mentoren- oder Führungsrolle genannt wurden.

Die Befragten sahen in ihrem Denken Wissen, Lebenserfahrung, Intelligenz, und das Durchschauen komplexer Zusammenhänge, in ihren Gefühlen: Gelassenheit, Wärme, Einfühlsamkeit. Weise Menschen würden durch Unaufdringlichkeit, Selbstkritik und Selbstreflexion ausgezeichnet; sie hätten ein hohes Maß an Altruismus: Hilfsbereitschaft, Freundlichkeit, Friedlichkeit, Toleranz, und schließlich hätten sie ihre Weisheit im „wirkliche Leben" angewendet (Glück und Bluck 2011).

3.5 Die Bedeutung des Alters

Judith Glück postuliert in Anlehnung an Erikson unterschiedliche Weisheitsaufgaben je nach Alter bzw. Lebensphase. Menschen unterschiedlichen Alters empfinden (teilweise) unterschiedliche eigene Verhaltensweisen als weise. Diese „autobiographische Weisheitsdefinition" passt zu den vorrangigen „Entwicklungsaufgaben" (Erikson 1973) der jeweiligen Lebensphase. Ältere Erwachsene denken nach über das Leben, nutzen ihre Erfahrung und sind konfrontiert mit (zukünftigen) Verlusten. Ihre Aufgabe ist „Generativity" als Weitergabe von Lebensweisheit an die nächste Generation und „Integrity" im Gegensatz zur existenziellen Verzweiflung.

Während Judith Glück also alters-spezifische Stufen sieht, fanden sich in den aufwändigen Studien von Staudinger und Baltes (1996) überraschenderweise keine Hinweise auf einen „Altersfaktor" für die Weisheit. Weisheit könne bereits im Alter von 25 Jahren erstaunlich stark ausgebildet sein.

3.6 Das Balance Modell (Robert Sternberg)

Robert J. Sternberg (geb. 1949) war IBM Professor of Psychology and Education am Department of Psychology der Yale University. Weisheit ist für ihn eine Form von Intelligenz, die aber erst in einer besonderen Balance zum Ausdruck kommt, nämlich zwischen den Interessen anderer und Eigeninteressen. Sternberg geht davon aus, dass jeder Mensch in seinem Erfahrungsschatz ein so genanntes „stillschweigendes Wissen" habe, wie das Leben und die Welt funktioniert.

Ähnlich einer Kinetischen Mobile-Skulptur von Alexander Calder braucht es auf verschiedenen Ebenen eine Ausbalancierung (Sternberg 1998; Sternberg und Jordan 2005). Viele Wahrheiten und ethische Fragen können nur in einer Dialektik scheinbar gegensätzlicher Interessen verstanden werden. Weisheit anerkennt diese Spannungsfelder, wägt sie gegeneinander ab und findet eine oft sehr individuelle Lösung, gekennzeichnet durch:

- Balancierung multipler intrapersonaler, interpersonaler und extrapersonaler Interessen;
- Balancierung des Umgangs mit Umweltkontexten: durch Anpassung an Kontexte, Gestaltung von Kontexten oder Wahl neuer Kontexte. Weise (und erfolgreich) ist nicht derjenige, der sich an vorgegebene Meinungen hält, sondern der neue kreative Formen findet.

„Stillschweigendes Wissen" ist Wissen darüber, wie man ein Ziel innerhalb eines bestimmten Systems oder innerhalb eines Kontextes erreicht. So braucht es beispielsweise in der Politik hochkomplexe Netzwerke, Initiativen, Bürgerbewegungen und diplomatisches Geschick, um in diesem matrixartigen Kontext letztlich ein Ziel zu erreichen, in dem möglichst viele Interessen berücksichtigt werden und das Wohl eines Volkes oder einer Region gefördert wird.

Kontextualismus muss nicht nur Anpassung bedeuten: Eine bahnbrechende Erkenntnis oder Erfindung kann oft nur durch das Heraustreten aus einem vorgegebenen Kontext erreicht werden. Klassisches Beispiel war der Schritt vom normalen Tastentelefon zum Smartphone. Steve Jobs hatte den Mut, in einem völlig neuen Kontext zu denken und damit die Freizeitgewohnheiten zu revolutionieren. – Nebenbei: Steve Jobs hatte erhebliche Charakterprobleme; er war sehr erfolgreich, aber war er auch weise???

3.7 Ein dreidimensionales Modell der Weisheit (Monika Ardelt)

Monika Ardelt, Assistant Professor University of Florida (geb. 1959) hat ein dreidimensionales Modell der Weisheit erarbeitet. Weisheitsbezogenes Wissen, so sagt sie, kann nicht aus Büchern gelernt werden und ist angewandt, konkret, persönlich und ganzheitlich. Sie hat drei Komponenten:

- *Kognitive Komponente*: Streben nach Wahrheit bezüglich der conditio humana und das aus diesem Streben entstehende Wissen.
- *Reflektive Komponente*: Fähigkeit, Dinge aus verschiedenen Blickwinkeln zu betrachten, inkl. Selbstkritik und Selbsterkenntnis.
- *Affektive Komponente*: „mitfühlende Liebe für andere Menschen".

Im Gegensatz zu Baltes oder Sternberg lässt Monika Ardelt deutlich mehr emotional besetzte Konzepte einfließen, die an die traditionellen intuitiven Weisheitskonzepte (östlich und christlich) anknüpfen. Der weise Mensch versucht tiefer zu gehen und zu verstehen − sich selbst, Beziehungen zu andern und das Wesen der Menschheit als Ganzes. Und die weise Person lässt sich auch von Emotionen leiten, die sie mit anderen Menschen verbindet (Empathie).

Ardelt entwickelte einen Weisheitstest bestehend aus Aussagen, die die drei Komponenten widerspiegeln. Beispiele der Testfragen:

Es würde mir viel besser gehen, wenn sich meine aktuelle Situation ändern würde

Es gibt für alles nur einen richtigen Weg.

Bei mir gehen Sachen oft ohne eigene Schuld schief.

Es ist eigentlich nicht mein Problem, wenn andere in Schwierigkeiten sind und Hilfe brauchen.

Ich versuche, jede Seite einer Meinungsverschiedenheit zu betrachten, bevor ich eine Entscheidung treffe.

Ich versuche immer alle Seiten eines Problems zu betrachten.

Bevor ich jemanden kritisiere, versuche ich mir vorzustellen, wie ich mich an seiner Stelle fühlen würde.

Es ist mir durchaus Recht, wenn ich nur die Antwort für ein Problem kenne, anstatt die Gründe für die Antwort zu verstehen.

Der gesamte Test lässt sich auf der Website des Magazins „GEO" finden (Google-Schlagworte „GEO + Weisheit + Test"). Nebenbei: Der Test hat wie jeder Selbstbeurteilungstest auch seine Schwächen, nämlich das Problem des Selbstberichts. Dabei kann es zur Verfälschung durch positive Selbstwahrnehmung und/oder Selbstdarstellung kommen.

Ein didaktisches Basisraster der Weisheit

4

Um in der Vielzahl von Definitionen eine didaktische Vereinfachung zu erzielen, möchte ich – Fachwissen (kristallin und prozedural) vorausgesetzt – vier wesentliche Eigenschaften eines weisen Menschen, bzw. weiser Entscheidungsfindungen postulieren, nämlich (Abb. 4.1)

- Empathie und Reflexion
- Kontextualität
- Zeitperspektive und
- Wert-Haltung

4.1 Empathie/Einfühlung

Weise Menschen engagieren sich emotional. Das Schicksal leidender Menschen ist ihnen nicht gleichgültig. Von Jesus wird berichtet, „als er die Menschenmenge sah, war er innerlich zutiefst bewegt, denn sie waren wie Schafe ohne Hirten." Emotionales Engagement prägte auch Gandhi in seinem Freiheitskampf in Indien, es inspirierte Mutter Theresa in ihrer Pflege der Ausgestoßenen, oder Mandela in seinem Kampf gegen die Ungerechtigkeit der Apartheid.

Empathie muss nicht immer in derart großen historischen Dimensionen gelebt werden – oft spielt sie im Kleinen und Verborgenen, wenn der Lehrer sich in ein schüchternes Kind einfühlt, oder wenn ein Therapeut das Leiden seines Gegenübers aufnehmen und so spiegeln kann, dass der andere sich verstanden fühlt.

© Springer Fachmedien Wiesbaden 2015
S. Pfeifer, *Weisheit als Ressource in der Psychotherapie,* essentials,
DOI 10.1007/978-3-658-09583-3_4

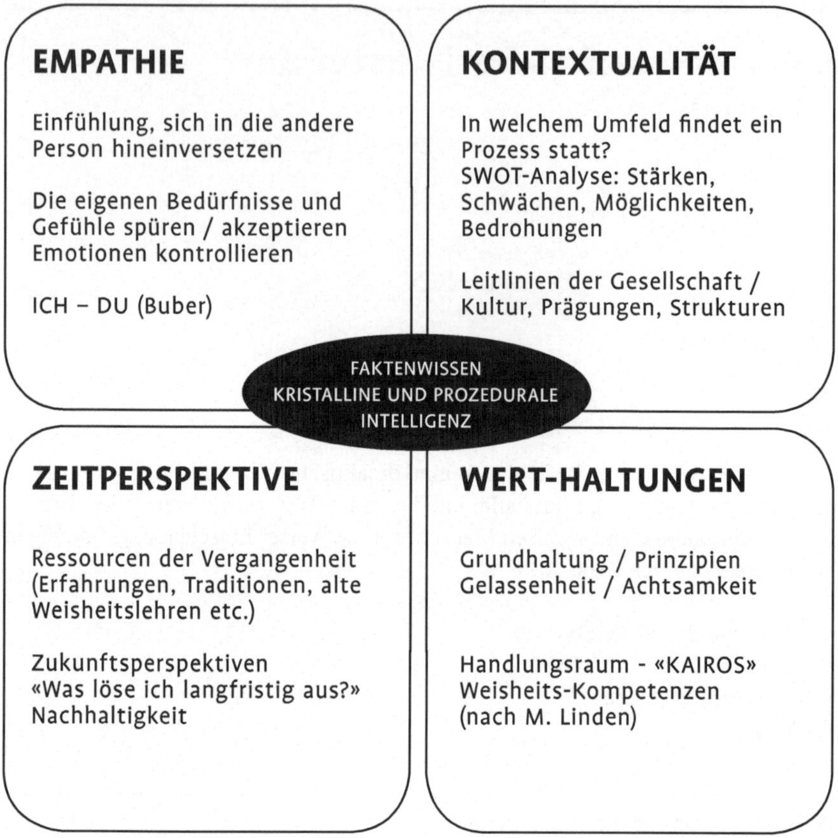

EMPATHIE

Einfühlung, sich in die andere
Person hineinversetzen

Die eigenen Bedürfnisse und
Gefühle spüren / akzeptieren
Emotionen kontrollieren

ICH – DU (Buber)

KONTEXTUALITÄT

In welchem Umfeld findet ein
Prozess statt?
SWOT-Analyse: Stärken,
Schwächen, Möglichkeiten,
Bedrohungen

Leitlinien der Gesellschaft /
Kultur, Prägungen, Strukturen

FAKTENWISSEN
KRISTALLINE UND PROZEDURALE
INTELLIGENZ

ZEITPERSPEKTIVE

Ressourcen der Vergangenheit
(Erfahrungen, Traditionen, alte
Weisheitslehren etc.)

Zukunftsperspektiven
«Was löse ich langfristig aus?»
Nachhaltigkeit

WERT-HALTUNGEN

Grundhaltung / Prinzipien
Gelassenheit / Achtsamkeit

Handlungsraum - «KAIROS»
Weisheits-Kompetenzen
(nach M. Linden)

Abb. 4.1 Vier Basis-Elemente Der Weisheit

Neurobiologisch weiß man heute um die „Spiegelneuronen" (Bauer 2005), die
offenbar Emotionen beim Gegenüber in subtiler Weise aus Gestik, Mimik und
Stimm-Timbre wahrnehmen, und im andern ähnliche Gefühle auslösen. Sie erklä-
ren, warum wir spontan mitlachen, wenn andere lachen und betroffen sind, wenn
wir ein trauriges Gesicht sehen.

Der jüdische Philosoph Martin Buber (1923/1999) entwickelte seine Psychologie im Nachdenken über Beziehung. „Alles wirkliche Leben," so schreibt er, „ist
Begegnung." Mehr noch: „Der Mensch wird am Du zum Ich."

Empathie öffnet sich nicht nur dem anderen in seiner Bedürftigkeit, sondern sie
wendet sich auch als Reflexion der eigenen Person zu, etwa in kritischer Selbst-
beobachtung: weshalb reagiere ich mit diesen Gefühlen? Oder im Perspektiven-

wechsel, der es erlaubt, einen Sachverhalt oder Konflikt aus der Sicht anderer Beteiligter zu betrachten.

4.2 Kontextualismus

Wie kann man einen weisen Rat geben? Wie kann man einer andern Person sagen, was „das Richtige zur rechten Zeit in der rechten Weise" (Aristoteles) ist? Letztlich ist das nur möglich, wenn man die Welt der andern Person kennt, ihre Kultur, ihre Überzeugungen, ihren Familienhintergrund, ihre Verflechtungen und Verpflichtungen, ihren Lebensentwurf und ihre Wertehaltungen. In der kognitiven Therapie spricht man vom „kollaborativen Empirizismus", davon, dass man zusammen mit der ratsuchenden Person zu ergründen sucht, welche Gedanken in einer bestimmten Situation hilfreich sind. Wenn der Arbeitskollege sie unfair kritisiert, wie soll sie reagieren? Wütend, schmollend, nicht mehr mit ihm reden, sich noch mehr anstrengen, sich beim Chef beschweren und damit ihre Position im Team schwächen? Die Variationen sind unendlich. Die Therapeutin tritt mit der Klientin in einen kreativen Austausch von Pro und Kontra und ergründet mit ihr den Kontext ihres Erlebens. Ziel ist es, einen Weg zu finden, der ihr Selbstvertrauen stärkt, und ihr die Angst vor dem kleinlichen Kritikaster im Büro nimmt.

Auch in der Politik ist Kontextualismus wichtig: Welche Bedeutung hat eine Entscheidung für die Menschen? Was bedeutet die Erhöhung der Benzinpreise für die arbeitenden Menschen, die auf ihr Auto angewiesen sind? Welche Signale sendet ein verschwenderischer Lebensstil einem verarmten Volk?

Der Kaufmann kennt den Kontext, die Wünsche und Bedürfnisse seiner Kunden; die Politikerin kennt den Kontext ihrer Wähler; die Polizei kennt den Kontext der Bürger, die sie schützt und den Kontext der Straftäter. Die Lehrerin kennt den Kontext/den Familienhintergrund ihrer Schüler und der Psychotherapeut denkt sich hinein in den Kontext seiner Patienten/Ratsuchenden. Doch Kontextualismus geht weit über das banale Beschreiben äußerer Zusammenhänge hinaus:

- Kontextualismus ist die Fähigkeit, zeitliche und thematische Verbindungen zwischen verschiedenen Lebensbereichen und -erfahrungen zu erkennen (Linden).
- Kenntnis der wichtigen Personen in einem Familiensystem oder in einem Betrieb, in dem man etwas ändern möchte.
- Überlegungen, welche Folgen eine Handlung oder ein Satz hat, unter Berücksichtigung der Emotionen und Interessen anderer Menschen.

Kontextualismus ist aber auch ein wesentlicher Wert in der Beratung von Menschen, deren Beziehungen bis zum Zerreißen gespannt sind. Oft ist da die Versuchung, auseinanderzugehen und die gemeinsame Geschichte hinter sich zu lassen. Der Zürcher Paarforscher Guy Bodenmann stellt der Selbstverwirklichung die gemeinsame Entwicklung als Paar im Sinne einer „Wir-Verwirklichung" gegenüber (Bodenmann 2006). Kontextualismus versucht die Beziehung und die Existenz der Einzelperson in einen Kontext zu stellen:

- In welchem Beziehungsgeflecht steht eine Person?
- Welche Verantwortung hat sie in einer Beziehung (Partnerschaft, Kinder, Versorgung der Eltern)
- Welche Vorteile hat sie (z. B. Existenzsicherung in einer Arbeit, auch wenn diese manchmal unbefriedigend ist)
- Abwägen von eigenen Bedürfnissen gegenüber verantwortlichem Leben.

Kontextualismus könnte vielleicht in folgender asiatischer Weisheit zusammengefasst werden: „Sieh zu, wie tragfähig eine Brücke ist, bevor du versuchst einen Fluss zu überqueren."

4.3   Zeitperspektive

> Alles hat seine Stunde. Für jedes Geschehen unter dem Himmel gibt es
> eine bestimmte Zeit: eine Zeit zum Gebären/und eine Zeit zum Sterben,/
> eine Zeit zum Pflanzen/und eine Zeit zum Abernten der Pflanzen,
> eine Zeit zum Töten/und eine Zeit zum Heilen,/
> eine Zeit zum Niederreißen/und eine Zeit zum Bauen,
> eine Zeit zum Weinen/und eine Zeit zum Lachen,/
> eine Zeit für die Klage/und eine Zeit für den Tanz.
> Kohelet/Prediger 3,1–4

Die Zeitperspektive ist ein wesentliches Element der Weisheit. „Alles hat seine Zeit" – dieses Wort des Predigers zeigt selbst dramatische Ereignisse in ihrer Relativität und lässt uns fragen, an welchem Zeitpunkt wir im Fluss unseres Zeitkontinuums stehen. Grob lässt es sich einteilen in Vergangenheit, Gegenwart und Zukunft.

VERGANGENHEIT

Weisheit baut auf Quellen, die bis ins Altertum reichen. Wir tun gut daran, aus diesen Schätzen der Vergangenheit zu lernen. Hoffentlich ist es einem Menschen auch geschenkt, Weisheit von den Eltern, von Lehrern oder anderen Vorbildern gelernt zu haben.

GEGENWART – „MODERNITY IS SPEED"

Das Zeitgefühl der Moderne ist geprägt von stetiger Beschleunigung, Hetze und Zeitmangel, die zur Entfremdung von uns selbst und andern führen (vgl. Rosa 2013). Zeitgeist und Oberflächlichkeit übertönen das subtile Reden der Weisheit in Entscheidungen und in der gelassenen Gestaltung unseres Lebens. Weisheit bedeutet diese Gefahr durch das Diktat einer technologie-getriebenen Verdichtung wahrzunehmen und bewusst Zeit zu nehmen für das, was wirklich zählt.

ZUKUNFT – LANGZEITPERSPEKTIVE

Der weise Mensch überlegt, was seine Entscheidungen für die Zukunft bedeuten. Torheit zeigt sich immer wieder darin, dass ein Mensch nicht langfristig denkt. Was bewirke ich, wenn ich Ressourcen verbrauche? In der Menschenführung gilt es zu überlegen: Wenn ich einen Mitarbeiter schlecht behandle, wer wird da sein, wenn wir miteinander Ziele erreichen wollen?

In der Psychiatrie erleben wir oft ein kurzfristiges Denken bei Nebenwirkungen von Medikamenten: Dann wird ein Mittel abgesetzt, ohne an das langfristige Rückfallrisiko mit allem dazugehörigen Elend zu denken. Es ist die Aufgabe von Fachpersonen, mit einem Patienten die langfristigen Konsequenzen einer raschen Entscheidung abzuwägen und entsprechend psycho-edukativ einzuwirken.

4.4 Werthaltungen

Als viertes großes Prinzip geht der Weise von Grundwerten aus, die ihn leiten. „Die Würde des Menschen ist unantastbar" – dieser kurze und doch so inhaltsschwere Satz am Anfang der des deutschen Grundgesetzes ist Leitlinie und Vermächtnis zugleich, aber auch Resultat von schwerstem Versagen und Nichtbeachten eines grundlegenden Wertes, der letztlich Weisheit im menschlichen Miteinander (Kontextualismus!) leiten soll und muss.

Immer wieder ist man tragisch berührt, wenn eine Person des öffentlichen Lebens durch einen Mangel an Werten zu Fall kommt (Beispiele: sexuelle Übergriffe, geschmacklose „Selfies" oder das Abschreiben von Texten für eine Dissertation). Offenbar reicht es nicht, Großes zu leisten und im Rampenlicht zu stehen. Weise ist nur, wer auch zeigt, dass er oder sie Werte hat.

Es sind die Werte, die schon Altertum als Tugenden genannt wurden, und wir können sie für unsere Zeit ergänzen: Bescheidenheit, Mäßigung, Mut, Gerechtigkeitssinn und Unbestechlichkeit, verantwortungsvoller Umgang mit materiellen Dingen, Umweltbewußtsein und Mitmenschlichkeit. Wer diese Leitlinien verletzt, bei dem stimmen Anspruch und Lebenswandel nicht mehr überein, es kommt zum Integritätsverlust.

Werte leiten (oft unbewusst) unser Leben. Sie lassen sich definieren als das, was uns wesentlich ist, was uns am Herzen liegt. Es sind die Ziele, die wir anstreben, und es sind die inneren Hemmungen, wenn wir in Versuchung geraten.

Im persönlichen Leben hat jeder Mensch seinen eigenen „Wertekompass", der sich aus der Frage ergibt: „Was ist mir wirklich wichtig? Was soll mein Leben prägen? Welche Werte sind mir wichtiger als kurzfristige Vorteile?" Diese Grundfrage wird in der Akzeptanz- und Commitment Therapie (ACT) therapeutisch in eine existenzielle Bewältigung des Lebens eingebaut (Harris 2009, 2011).

Wilson et al. (2010) haben einen „Valued Living Questionnaire" zusammengestellt, der folgende Bereiche detailliert erfragt: Familienbeziehungen, Paarbeziehungen, Elternschaft/Kindererziehung, Arbeit/Wirkungskreis, Ausbildung/persönliches Wachsen, Freizeit/Erholung Beziehung zu andern Menschen, Spiritualität/Beziehung zu Gott, Politische Werte, Körperliche Gesundheit.

Frei nach Archimedes könnte man sagen: „Wer die Welt bewegen will, braucht nicht nur einen Hebel, sondern auch einen festen Stand."

Weisheitsforschung und Psychotherapie 5

5.1 Psychotherapieforschung – Was wirkt eigentlich?

Psychotherapieforschung gehört zu den schwierigsten Gebieten der Psychologie. Wie kann man statistisch feststellen, welche Methode, welche Art der Beziehungsaufnahme und der Informationsvermittlung nun wirklich effektiv sind? Wer hat Recht?

Insbesondere interessierte es die Forscher, welche Methode denn nun die richtige sei. Der Kampf zwischen Tiefenpsychologie und Verhaltenstherapie setzte sich in der Forschung fort. Die Resultate waren trotz des großen Aufwandes oftmals mager. Eine methodisch besonders gute Studie (Elkin et al. 1989) verglich Interpersonelle Therapie, Kognitive Verhaltenstherapie, Medikamente und Placebo bezüglich ihrer Wirksamkeit bei depressiven Patienten. Die Resultate zeigten deutliche Vorteile für die Kognitiv-verhaltenstherapeutische Methode (CBT), gefolgt von der Interpersonellen Therapie der Depression (IPT). Ironischerweise gab es zwischen Medikamenten und Plazebo nur geringe Unterschiede. Abbildung 5.1 zeigt schematisch einige Resultate.

5.2 Die Eigenschaften effektiver Therapeutinnen und Therapeuten

Mehrere Jahre später unterzog der Forscher B. Wampold (2009) die Daten nochmals einer genauen Prüfung. Die Resultate waren erstaunlich: Nicht die Methode war entscheidend, sondern die Art der Beziehung. In beiden Gruppen gab es gute

© Springer Fachmedien Wiesbaden 2015
S. Pfeifer, *Weisheit als Ressource in der Psychotherapie*, essentials,
DOI 10.1007/978-3-658-09583-3_5

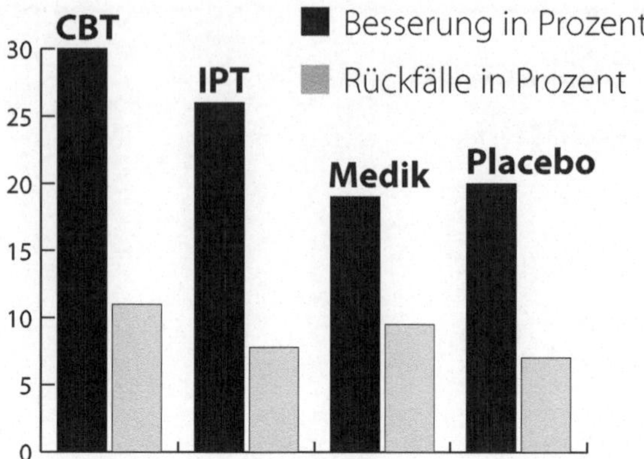

Abb. 5.1 Schematisch vereinfachte Darstellung der Ergebnisse einer breit angelegten Studie des NIMH (National Institute of Mental Health), die nach 18 Monaten Verlauf in einer follow-up-Studie von Shea (1992) berichtet wurden. CBT = Kognitive Verhaltenstherapie, IPT = Interpersonelle Psychotherapie der Depression, Medik = Imipramin und klinisches Management

und schlechte Resultate – aber die guten Resultate waren signifikant verbunden mit einer therapeutischen Grundhaltung, die er schließlich in 14 Prinzipien einteilte. Diese könnten eine Leitlinie für eine gute Therapie sein. Der folgende Text ist inspiriert durch Bruce Wampold.

1. Effektive Therapeuten können eine Beziehung aufbauen durch folgende Eigenschaften: sprachliche Fähigkeiten, Wahrnehmung des Gegenübers und Einfühlungsvermögen, Mitschwingen der Gefühle, Wärme und Annahme.
2. Patienten/Klienten fühlen sich verstanden, vertrauen dem Therapeuten und glauben, dass er/sie ihnen helfen kann. Der Therapeut schafft diese Bedingungen schon durch die ersten Schritte der Begegnung in Worten und Gesten.
3. Effektive Therapeuten schaffen ein Arbeitsbündnis („working alliance") mit ganz unterschiedlichen Menschen. Dazu gehört die therapeutische Beziehung, aber auch eine Übereinkunft bezüglich der Ziele der Therapie. Wichtig ist die gemeinsame Erarbeitung mit dem Patienten.
4. Gute Therapeuten geben eine Erklärung für die Schwierigkeiten ihrer Patienten. Jeder stellt nämlich die Frage nach dem Warum. Die Erklärung muss in sich schlüssig sein (also Fachwissen reflektieren), sie sollte aber auch für die Klienten annehmbar sein, von ihren Werten, ihrer Kultur und ihrer Weltanschauung. Ziel muss es sein, daraus einen Weg abzuleiten wie die Person ihre Schwierigkeiten meistern kann. Das fördert auch die positiven Erwartungen in die Therapie und gibt Hoffnung.

5. Die effektive Therapeutin erarbeitet einen Behandlungsplan, der auf den Erklärungen aufbaut. Wenn der Klient diese annehmen kann, und wenn es auch nur schon zu einer leichten Verbesserung kommt, so stärkt dies das Vertrauen. Im Therapieplan sollten immer auch aktive Schritte enthalten sein, die der seelischen Gesundheit förderlich sind.

6. Der effektive Therapeut wirkt gewinnend und kann seine Gedanken so überzeugend darlegen, dass ihm die Klientin folgt und seine Vorschläge umsetzt. Dies gibt der Person das Gefühl der Bewältigung, fördert positive Haltungen und induziert letztlich Hoffnung.

7. Eine gute Therapeutin nimmt interessiert Anteil am Ergehen der Person (Monitoring). Dies geschieht durch Skalen und zielführende Fragen. Sie ist dabei „authentisch", redet also mit echter Anteilnahme, die auch für das Gegenüber spürbar ist. Als Fachperson nimmt sie auch Krisen und Verschlechterungen wahr und ergreift die nötigen Maßnahmen.

8. Der effektive Therapeut ist flexibel und kann sein Vorgehen anpassen, wenn Widerstand spürbar ist oder wenn eine Person keinen Fortschritt macht. Selbst wenn er gut reden kann, nimmt er sich zurück und versucht der Klientin nicht etwas aufzudrängen, was für sie noch nicht dran ist.

9. Der effektive Therapeut vermeidet nicht schwieriges „Material" (etwa Gewalt, Sexualität, Glaube), sondern nutzt diese Schwierigkeiten therapeutisch. Oft meiden Klienten selbst Themen, die sie beschämen könnten (obwohl sie stark zu den Problemen beitragen). Die Therapeutin spürt derartige Hemmungen und macht Mut, sie anzusprechen.

10. Gute Therapeuten wissen um schwierige Verläufe und geben deshalb nicht so schnell auf. In der Regel gelingt es effektiven Therapeuten die Ressourcen einer Person so zu stärken, dass sie ihre Schwierigkeiten zunehmend selbst meistern kann.

11. Kürzlich sagte eine junge Ärztin einem älteren Kollegen im Brustton der Überzeugung, sie könne eine Depression gemäß den Leitlinien behandeln, ohne die Vorgeschichte oder die psychosoziale Situation der betroffenen Person zu kennen. Das ist Torheit. Effektive Therapeuten kennen die Besonderheiten und den Kontext ihrer Patienten, ihre Kultur, ihren Hintergrund, ihre Familie, ihre Spiritualität, ihre Beziehungsmuster, ihre Entwicklungsaufgaben gemäß Alter, ihre körperliche Gesundheit, ihre Motivation für Veränderung etc. Sie kennen ihre Ressourcen, das Netzwerk ihrer Familie und anderer Gruppen, ihre Berufstätigkeit, das kulturelle Milieu sowie andere Sozialdienste, die die Person unterstützen können.

12. Eine effektive Therapeutin beobachtet die eigenen psychologischen Prozesse und bringt nicht private Probleme in die Therapie ein. Als Beispiel könnte

eine Frau in Trennung von ihrem Partner bei der Therapeutin die Versuchung auslösen, von ihren eigenen negativen Erfahrungen mit Männern zu berichten. Sie reflektiert die eigenen Reaktionen auf die Klientin (also ihre Gegenübertragung) und stellt fest, inwieweit diese Reaktionen für den Verlauf der Therapie nützlich sind oder eher dem eigenen Aussprachebedürfnis dienen.

13. Der effektive Therapeut kennt die Fachliteratur und die aktuellen Forschungsergebnisse für die Situation seiner Klientin. Besonders wichtig ist ein gutes Verstehen des Zusammenwirkens von biologischen, sozialen und psychologischen Faktoren in dem Problem, das die Klientin erlebt.

14. Die erfolgreiche Therapeutin versucht sich ständig zu verbessern. Sie entwickelt ihre Fertigkeiten weiter und überlegt sich, ob sie ihrem therapeutischen Modell entspricht. Sie holt regelmäßig Feedback vom Patienten ein und reflektiert über den Therapieverlauf, um allenfalls die Strategien anzupassen.

5.3 Exkurs: Personalisierte Psychiatrie und Personzentrierte Psychotherapie

In der existenzialistischen Psychotherapie ist die Beziehung von Therapeut und Person ein zentrales Anliegen. In der Neurobiologie hingegen stehen Wirkstoffe und Neurotransmitter im Vordergrund. Umso mehr war das Erstaunen groß, als der biologisch orientierte Psychiatrieprofessor Florian Holsboer im Jahre 2008 einen neuen Begriff popularisierte: die „personalisierte Psychiatrie".

Eine nähere Betrachtung seiner Thesen zeigte aber ein völlig anderes Verständnis dieses Begriffes. Er knüpfte an die Erfolge in der Onkologie an, wo aufgrund von Oberflächenrezeptoren der malignen Zellen individualisierte Therapieschemata mit einer hohen Spezifität entwickelt worden waren. Holsboer übertrug dieses Prinzip auf die Psychiatrie und träumte von einer Therapie, die ähnlich auch für seelische Probleme individualisiert werden könnte. Doch die Grundlage ist nicht die therapeutisch-personale Beziehung, sondern eine biologistische Wunschvorstellung: „Wenn die Daten von Genomik, Proteomik, Metabolomik, Bildgebung und Neuroendokrinologie miteinander kombiniert werden, könnten sie uns zur Entwicklung einer effektiven personalisierten antidepressiven Behandlung führen, die auf Genotyp und Biomarkern basiert." (Holsboer in Nature 2008)

Sehr viel nüchterner ist eine Analyse der Optionen durch Simon & Perlis (2010): „Unsere Unfähigkeit, spezifische Behandlungsformen auf die Patienten abzustimmen, weist auf die Bedeutung der psychotherapeutischen Begleitung hin." Aus philosophischer Sicht entstand bald eine fundierte Kritik des biologistischen

Ansatzes einer „personalisierten" Psychiatrie. Wissenschaftliche Medizin mit all ihren Labortests, Markern, Genprofilen und Hirnscans hat zwar einen boomenden Wirtschaftszweig geschaffen, der für viele Menschen wohltuend und lebensverlängernd ist, aber die moderne Medizin wird oft als seelenlos erlebt.

Demgegenüber stellt Fuchs (2013) fest: „Will die Neurobiologie ins Innere der Person blicken, so sucht sie am falschen Ort. Nicht dass die neuronalen Prozesse für das bewusste Erleben verzichtbar wären, Im Gegenteil. Aber sie sind gar nicht der Ort, wo wir Bewusstsein vorfinden. Nicht Neuronenverbände, nicht Gehirne, sondern nur Personen fühlen, denken, nehmen wahr und handeln." (vgl. auch Fuchs 2002).

Giovanni Maio (2013, 2014), Medizinethiker an der Universität Freiburg i.Br. zeigt in seinen streitbaren Publikationen die Gefahr einer technisierten, ökonomisierten, ja industriellen Medizin auf, die das Wesentliche, nämlich die Person und die therapeutische Beziehung vernachlässigt. Gute klinische Versorgung baut mindestens genauso auf ein vertieftes Eingehen auf die Nöte und Sorgen des einzelnen Menschen und ein Ernstnehmen seiner Sehnsucht nach Sinn in der Krankheit.

5.4 Positive Psychologie und Glücksforschung

Positive Psychologie - diese relativ neue Bewegung hat viele Berührungspunkte mit dem Konzept der Weisheit. Die Forschungen haben gezeigt, dass Lebenszufriedenheit korreliert mit Charaktereigenschaften und Grundhaltungen, die einen Menschen positiv stimmen und ihm die Kraft für ein sinnvolles und erfülltes Leben geben. Der Glücksforscher Martin Seligman entwickelt in seinem Buch „Flourish" das Konzept eines glücklichen Lebens unter dem Akronym „P-E-R-M-A":

- Positive Emotionen
- Engagement
- Relations (erfüllende Beziehungen)
- Meaning (Sinn, Bedeutung, Transzendenz)
- Accomplishment (etwas erreichen, nicht nur im Großen, sondern auch in kleinen Dingen, wie etwa die Bewältigung eines Klavierstückes)

Aus diesen Werten entwickelte er eine Palette von Charakterstärken, die er „VALUES IN ACTIONS" (VIA) nannte (Peterson et al. 2007). Angeführt werden diese Werte von dem Begriff „Weisheit", wobei auch die andern Eigenschaften wie etwa Teamfähigkeit, Vergebungsbereitschaft, Bescheidenheit oder Dankbarkeit und Transzendenz sich unschwer in die Grundmatrix von Weisheit integrieren lassen.

5.5 Posttraumatische Verbitterungsstörung und Weisheitskompetenzen (M. Linden)

Der Berliner Psychiater und Psychotherapeut Prof. Michael Linden stellte in seiner Arbeit mit Menschen aus dem ehemaligen Osten nach dem Zusammenbruch der DDR häufig eine besondere Form der Depression fest, die er als „Posttraumatische Verbitterungsstörung" diagnostizierte. Er traf Menschen, die dem alten System nachtrauerten, und die sich ungerecht, kränkend oder herabwürdigend behandelt fühlten. Oft trat eine chronische Verbitterung auf, die den Betroffenen die Freude nahm, ihre Gedanken beherrschte und sie ständig unzufrieden und aggressiv sein ließ (Linden et al. 2004).

Dieser Störung stellte er die Notwendigkeit von „Weisheitskompetenzen" gegenüber, die er mit zehn Faktoren definierte.

1. *Perspektivwechsel*: Ich versetze mich bei einem Konflikt in die Rolle anderer Beteiligter.
2. *Empathie*: Die Gefühle und das Erleben anderer nachempfinden und sich auf eine Person einstellen können.
3. *Emotionswahrnehmung/-akzeptanz*: Was spüre ich; ist mein Gefühl der Situation angemessen?
4. *Ausgeglichenheit und Humor*: Gefühle so kontrollieren, dass sie Denken, Handeln und Wohlbefinden nicht übermäßig stören.
5. *Fakten- und Problemlösewissen*:
   allgemeines Wissen: was fühlen Menschen, was motiviert sie, wie verhalten sie sich?
   spezifisches Wissen: wie benimmt man sich bei einem Vorstellungsgespräch; wer hat im Betrieb etwas zu sagen?
   Handlungswissen: Wie kann ich einen Konflikt lösen?
6. *Kontextualismus*: Zeitliche und thematische Verbindungen zwischen verschiedenen Lebensbereichen und -erfahrungen erkennen.
7. *Werterelativismus*: Beim Urteil über das Denken und Verhalten anderer denkt man an deren individuelle Lebensgeschichte, ihre Erfahrungen, an kulturelle Unterschiede und Wertvorstellungen. „Was hat wohl diese Person bewogen, diese Arbeitsstelle aufzugeben und ihr Dorf zu verlassen?"
8. *Nachhaltigkeit*: ein Verhalten, das kurzfristig vielleicht anstrengt, langfristig aber zum Ziel führt.
9. *Ungewissheitstoleranz*: Unsicherheit aushalten und trotzdem entscheiden oder handeln können.
10. *Selbstdistanz und Anspruchsrelativierung*: Die Fähigkeit, eigene Interessen zurückzustellen, um ein höheres Ziel zu erreichen.

Weisheit und Lebenspraxis 6

Wenn Weisheit das Leben durchdringt, so berührt sie jeden wichtigen Ausdruck der menschlichen Existenz. Auf den folgenden Seiten werden nur einige wenige Themen angesprochen: Reden und Schweigen, Akzeptanz und Vergebung, Spannungsfelder aushalten, Partnerschaft und Weisheitskompetenzen, Leben mit unseren dunklen Seiten, Umgang mit Unsicherheit und Vergänglichkeit des Lebens, Gelassenheit und Achtsamkeit, Balance und Weisheit.

6.1 Reden ist Silber, Schweigen ist Gold

Unsere Sprache ist das wichtigste Element in der Prägung unseres Wesens, in den Beziehungen zu anderen Menschen, in der Gemeinschaft, im Vermitteln und Aufnehmen von Wissen. Ohne die Sprache verkümmert die menschliche Seele – wir brauchen das Reden, um uns auszudrücken und wir brauchen die Resonanz durch das Reden anderer Menschen.

Und doch kann Reden nicht nur heilen, sondern auch verletzen. Diese Weisheit findet sich in vielen Kulturen. Seneca wird zitiert mit dem Wort: „Wer nicht zu schweigen weiß, der weiß auch nicht zu reden." Salomo mahnt: „Wer unvorsichtig herausfährt mit Worten, sticht wie ein Schwert; aber die Zunge der Weisen bringt Heilung." (Sprüche Salomos 12,18) oder: „Eine versöhnliche Antwort kühlt den Zorn ab, ein verletzendes Wort heizt ihn an." (Sprüche 15,1).

Der griechische Philosoph Plutarch sagte einmal: „Zur rechten Zeit zu schweigen, ist ein Zeichen von Weisheit und besser als alles Reden. – Noch nie hat es einen gereut, geschwiegen, wohl aber viele geredet zu haben. Das Verschwiegene

© Springer Fachmedien Wiesbaden 2015
S. Pfeifer, *Weisheit als Ressource in der Psychotherapie,* essentials,
DOI 10.1007/978-3-658-09583-3_6

kann man immer noch ausplaudern, es ist aber unmöglich, das Gesagte wieder zurückzunehmen."

Ein gedrängter Redefluss ist oft ein Zeichen innerer Unruhe, die den Zustand der Seele widerspiegelt. Und doch ist unsere Kultur geprägt von ständiger Berieselung mit Worten und Musik. Wir werden regelrecht „zugetextet". Gesellschaft und Politik lechzen nach immer neuen Worten und Statements. Dabei bleibt oft trotz der Vielzahl der Worte eine tiefe Leere.

Weise Menschen sehnen sich nach Stille und suchen sie in den Bergen, an einem einsamen Ufer, in der Wüste, aber auch in Räumen des Schweigens wie sie eine Bibliothek, ein Museum, eine Kirche oder ein Kloster anbieten kann.

6.2   Selbstwahrnehmung und Reflexion

Wonach suchst Du? Nach Glück, Liebe, Seelenfrieden? Suche nicht am anderen Ende der Welt danach, sonst wirst Du enttäuscht, verbittert und verzweifelt zurückkehren. Suche am anderen Ende Deiner selbst danach, in der Tiefe des Herzens. (Tibetische Weisheit)

Eine wesentliche Weisheitsfunktion ist die Reflexion unseres eigenen Befindens, Fühlens und Denkens. Wenn wir über uns selbst nachdenken, uns selbst in unseren Motiven prüfen, dann eröffnen sich der Person nicht nur neue Erkenntnisse, sondern auch neue Türen zum Herzen anderer Menschen.

In der christlichen Selbstprüfung spielt die Frage nach den tiefer liegenden Motiven und den verborgenen Gedanken. In einem Gebet heißt es: „Erforsche mich, Gott, und erfahre mein Herz; prüfe mich und erfahre, wie ich's meine. Und siehe, ob ich auf bösem Wege bin, und leite mich auf ewigem Wege." (Psalm 139,23–24). Ähnliche Hinweise zur Selbstreflexion finden sich auch in der östlichen Spiritualität, wie das tibetische Zitat am Anfang zeigt.

Rollo May, der große existenzialistische Therapeut, betonte die Bedeutung der Selbstreflexion (May 1983). Wenn wir über uns selbst nachdenken und dabei beobachten, wie wir mit anderen Menschen in Verbindung sind, dann verstehen wir nicht nur uns selbst besser, sondern fühlen uns auch besser ein in das Leiden anderer. Unsere Identität wird stärker, aber wir leben auch bewusster in unserer Umwelt, im Kontext, der unser Leben formt.

Selbstreflexion betrifft auch die Dunkelheit in uns, nicht nur die negativen Selbstanteile, sondern gleichermaßen das Leiden, das zu unserem Leben gehört. Indem wir unser eigenes Leiden wahrnehmen und in einem schmerzlichen Prozess (mehr oder weniger) akzeptieren lernen, können wir auch Leiden bei andern besser verstehen und uns in sie einfühlen.

Selbstreflexion und Beziehungsreflexion bahnen einen Perspektivenwechsel, der ein wesentliches Element der Weisheitskompetenz im Alltag ist. Erst aus dem Blick in die eigenen Abgründe gelingt es, einen Sachverhalt oder einen Konflikt auch aus der Sicht anderer Beteiligter zu betrachten.

6.3 Leben mit dem eigenen Schatten

Um weise zu werden, musst du den wilden Hunden zuhören, die in deinem Keller bellen. (Friedrich Nietzsche)

Zu dieser Selbstreflexion gehört die Wahrnehmung meines eigenen Schattens. Der Schatten (ein Begriff, der von C.G. Jung geprägt wurde) umfasst das Ungelebte, die eigenen unerfüllten Wünsche, die sich bei vertiefter Selbstreflexion schmerzlich bemerkbar machen. Wir haben nicht nur unsere guten Seiten – in uns gibt es auch Abgründe und dunkle Bereiche, derer wir uns schämen. Wagen wir es, uns ihnen zu stellen? Finden wir Wege, diese dunklen Seiten so weit zu kontrollieren, dass sie uns in Beziehungen und Entscheidungen nicht im Weg stehen? Nicht selten findet sich in der Geschichte eine abgründige Verbindung von Heiligem und Rebellischem, von großen historischen Auftritten und unwürdigen Hinterzimmergeschichten (man denke etwa an John F. Kennedy oder Martin Luther King).

Nur Toren verdrängen ihren Schatten. Sie blenden ihn aus, sie bagatellisieren ihn, sie versuchen ihm „Positives" abzugewinnen. Sie realisieren nicht, dass dieser Schatten ihr ganzes Leben verdunkelt, ihre Beziehungen zerstört, materielle Grundlagen erodiert und ihre moralische Integrität untergräbt.

Besonders destruktiv ist der Schatten einer Sucht, sei sie nun stoffgebunden (von Zigaretten bis zu härteren Drogen) oder virtuell/ „nicht stoffgebunden": Spielsucht, Computergamesucht, Pornosucht. Diese Formen der Sucht sollen (unbewusst) helfen, die Realität auszublenden. Sie sind ein verfehlter Heilungsversuch, wenn man sich verletzt, herabgesetzt, betrogen, besorgt und einsam fühlt. Für die Betroffenen ist es enorm schwierig, sich der Tatsache zu stellen, dass sie wirklich ein Problem haben. Suchtstörungen vernebeln die Urteilsfähigkeit und die kritische Distanz zur eigenen Existenz.

Nicht selten ist da eine große Angst oder eine tiefe Verzweiflung über die eigene Unzulänglichkeit, die eigene „Sündhaftigkeit", die negativen Anteile bei sich selbst, die man bei andern so oft kritisiert und ablehnt. Da sind vielleicht unangebrachte Strebungen der Sehnsucht nach Bedeutung und Beachtung, geächtete sexuelle Ausdrucksformen oder der Hang zu Habsucht und finanzieller Unehrlichkeit. Sie alle würden die Integrität, ja sogar die Existenz einer Person zerstören, wenn sie ausgelebt und öffentlich bekannt würden. Die Ethik unserer medien-gesteuerten Gesellschaft bringt oftmals einen Menschen an den Pranger, selbst wenn er selber derartige Neigungen als privat betrachtet.

Die weise Person stellt sich ihren dunklen Begierden. Sie findet entweder Wege, diese ganz zu vermeiden, oder nach einer Grenzüberschreitung sich wieder bewusst in „weise" Selbstbegrenzung zu begeben.

Die Philosophen des Altertums haben den negativen Strebungen die „Tugenden" sozusagen als Schutzwall gegenüber gestellt: Tapferkeit – Gerechtigkeit – Besonnenheit oder Mäßigung – Klugheit (oder Urteilsvermögen). In der christlichen Tradition kommen noch drei Tugenden hinzu, nämlich Glaube, Liebe und Hoffnung als Motivation zu einem integren Leben.

Sind diese Tugenden ausreichend, um das Ausleben des Schattens zu verhindern? Aristoteles gibt eine überraschende Antwort: „Die Tugend ist eine Haltung der Entscheidung, begründet in der Mitte in Bezug auf uns, einer Mitte, die durch Vernunft bestimmt wird und danach, wie sie der Verständige bestimmen würde." Konkret betont er die Bedeutung des Willens und der Vernunft in der Überwindung von unangebrachten Strebungen.

In der Auseinandersetzung mit den eigenen destruktiven Tendenzen lohnt es sich sicher, diese mit einer Therapeutin oder mit einem Seelsorger zu besprechen. Nur schon die Offenlegung und die nüchtern-distanzierte Besprechung möglicher Folgen können helfen, richtige Entscheidungen zu treffen. Ist es zu einem Ereignis gekommen, so kann die Beichte (seelsorglich oder therapeutisch) ein wesentlicher Schritt zur Bewältigung von Versagen und Beschämung werden (Kast 2002). Die Akzeptanz des Schattens macht uns weiser, denn sie zeigt uns unsere Begrenztheit, und diese Bescheidenheit/ Demut wiederum ist ein wesentlicher Bestandteil von Weisheit.

6.4 Werterelativismus – Spannungsfelder aushalten

> Weisheit lebt aus dem Spannungsfeld von Leidenschaft und Gelassenheit. (Martin Schleske über den Klang einer guten Geige)

Jede große Lebenswahrheit lebt aus einem Spannungsbogen von (mindestens) zwei Brennpunkten (Dialektik). Spontan neigen Menschen oft dazu, jeweils nur eine Wahrheit zu sehen (und damit andere Aspekte abzulehnen) – das Leben aber ist komplexer, vergleichbar einer Ellipse: Die ovale Form einer Ellipse baut sich mathematisch aus zwei Brennpunkten auf. Jeder Punkt auf der Ellipse definiert sich durch einen fixen Abstand von den Brennpunkten, und die Summe ist immer gleich groß.

Im übertragenen Sinne bedeutet dies: In den meisten Fällen gibt es nicht eine einzige Wahrheit, sondern mindestens zwei scheinbar gegensätzliche Standpunkte. Der weise Mensch ist in der Lage, diese Spannung auszuhalten. In der Fachsprache wird diese Haltung als „Werterelativismus" bezeichnet. Dies bedeutet nicht das beliebige Verzichten auf einen grundlegenden Wertekompass, sondern die würdigende Betrachtung anderer Meinungen. Wenn dies in einfühlsamer und offener Form geschieht, dann entsteht ein neuer Zugang zu einer Sachfrage, aber auch zum Herzen anderer Menschen. Der weise Mensch kann leidenschaftlich eine Meinung vertreten, aber auch nachdenklich einen gegensätzlichen Standpunkt aufnehmen und würdigen. Oft gelingt erst dadurch der Brückenschlag, der dann neue weise Einsichten ermöglicht.

6.5 Resilienz – Widerstandskraft in schweren Zeiten

Was hilft Menschen, schwere Erfahrungen zu verarbeiten, einzuordnen und zu bewältigen? Diese Fragen einer positiven Psychologie haben in den letzten 30 Jahren die einseitige Fokussierung auf Krankheit und Pathologie grundlegend verändert. Antonovsky (1997) postulierte in der „Salutogenese" drei Faktoren, die es den Menschen möglich machen, Gesundheit zu erhalten und mit Krankheit besser umzugehen. Der Schlüsselbegriff heißt „Kohärenzgefühl" mit folgenden drei Eigenschaften:

Das Gefühl von Verstehbarkeit: Ich weiß, was mir gut tut und wie ich negative Erfahrungen einordnen kann. Es gibt ein „Uhrwerk" des Lebens.

Das Gefühl von Bewältigbarkeit: auch wenn es mir schlecht geht, so kann ich doch mit dem Problem so umgehen, dass es mich nicht unterkriegt.

Das Gefühl von Sinnhaftigkeit und Bedeutsamkeit. Wenn ich vielleicht auch nicht verstehe, warum Krankheit über mich hereingebrochen ist, so finde ich in dem Erleben einen Sinn und wandle die Belastung um in positive neue Perspektiven (vgl. hier auch das Konzept des Posttraumatischen Wachstums).

Die Verarbeitung des großen amerikanischen Traumas der Terroranschläge auf New York führte zu einer vertieften Erforschung der Faktoren, die es den Menschen möglich machten, mit Belastung, Verlust und seelischem Schmerz durch ein Trauma fertig zu werden. Welche Eigenschaften waren es, die den Menschen Kraft gaben? Hier einige Faktoren (zusammengestellt von Charney 2004; Wu et al. 2013):

- Positiv und realistisch im Leben stehen. Dieser grundlegende Optimismus hat nicht nur psychologische, sondern auch neurobiologische Wurzeln.
- „Ein moralischer Kompass": Man versteht darunter klare ethische Werte, spirituellen Glauben und eine grundsätzliche Mitmenschlichkeit.

- Lernen aus früheren traumatischen Erfahrungen. „Ich habe es damals geschafft, ich werde es wieder schaffen!"
- Ein starkes soziales Netzwerk, in dem man unterstützt wird (Familie, Freunde, Kirche, Selbsthilfegruppe etc.).
- Vorbilder, die bereits Schweres bewältigt haben (z. B. Nelson Mandela, der für seine Überzeugungen jahrelang im Gefängnis war).
- Herausforderungen annehmen und überzeugt sein, dass man Lösungen finden kann.
- Aktive Bewältigungsstrategien entwickeln.
- Sorge für das körperliche Wohlbefinden: regelmäßig essen, Sport treiben, sich pflegen.
- Regelmäßiges Training in verschiedenen Bereichen – emotionale Intelligenz, moralische Integrität, körperliche Fitness – „Ich lasse mich jetzt nicht gehen, auch wenn das Leben ungerecht zu mir ist!"
- Stärken erkennen und weiter entwickeln, um die Herausforderung zu bewältigen (Tagebuch, künstlerischer Ausdruck).

6.6   Posttraumatisches Wachstum

Die neuere Forschung hat gezeigt, dass Menschen oftmals nicht am Trauma zerbrechen, sondern paradoxerweise sogar daran wachsen können (Calhoun und Tedeschi 1995; Linley und Joseph 2004). Die existenzielle Erfahrung der Todesnähe führt oft zu einer völlig anderen Wahrnehmung des Lebens. Dies bedeutet nicht, das Trauma zu banalisieren, aber die Befragten beschrieben innere Werteverschiebungen, die ihr Leben trotz des erlebten Grauens völlig neu prägten und vertieften. Hier nur einige Aspekte:

- Mehr Mitgefühl und Empathie für andere, die durch ein Trauma oder einen Verlust gehen;
- vermehrte psychologische und emotionale Reife im Vergleich zu Gleichaltrigen.
- Erhöhte Resilienz gegenüber Schicksalsschlägen.
- Mehr Wertschätzung für das Leben im Vergleich zu Gleichaltrigen
- Vertieftes Verständnis für die eigenen Werte, Lebenszweck und Lebenssinn.
- Mehr Wertschätzung persönlicher Beziehungen.

6.7 Weisheit in den letzten Grenzerfahrungen des Lebens

Keine Erfahrung prägt Weisheit stärker als die ultimativen Erfahrungen der Vergänglichkeit, der Schwachheit, der Krankheit und der Todesnähe. Schon in den Psalmen ist zu lesen: „Herr lehre uns bedenken, dass wir sterben müssen, damit wir klug werden." (Psalm 90,12)

Diese Einsicht prägt auch den Buddhismus. Der amerikanische Mönch Larry Rosenberg beschreibt in seinem Büchlein „Living in the light of death. On the art of being truly alive." unsere existenzielle Verwobenheit mit Vergänglichkeit, Alter, Krankheit und Tod. Seine Schlussfolgerung: Dies ist kein Grund zur Verzweiflung, sondern eine Einladung, das Leben intensiv zu leben. Existenzielle Therapie nimmt diesen Gedanken neu auf und erobert sich wieder einen Platz in der Psychotherapie (Yalom 2007; Noyon und Heidenreich 2012).

Leiden gehört zum Leben – doch was bedeutet das für die Gestaltung unseres Lebens? Wie beeinflusst es unsere Perspektiven, unsere Hoffnungen, unsere Gesamtschau der Lebensaufgaben? Während die buddhistische Weisheit das gegenwärtige Leben und den Kreislauf des Karma betont, schöpft christliche Spiritualität eine wichtige Motivation für die Gegenwart aus der Hoffnung über den Tod hinaus. Die untenstehende Abbildung gibt einige Hinweise.

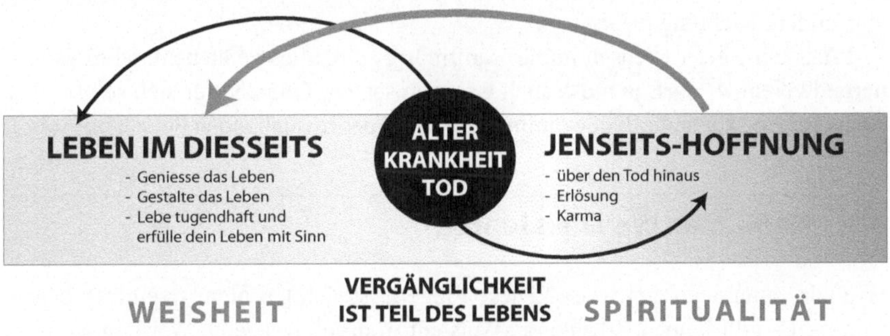

6.8 Menschen in Weisheit und Balance wahrnehmen

Der Münchner Geigenbauer Martin Schleske (2009) erzählt von seiner kreativen Arbeit, die vom urwüchsigen Holz im dunklen Wald bis hin zum Klangzauber der Geige im magischen Licht des Orchestersaals führt. Das ursprünglich gewachsene Holz in seinen „Abhölzigkeiten" vergleicht er mit den schicksalshaft verlaufenden Lebenslinien der menschlichen Existenz. Ein jeder ist durch die Erfahrungen seines Lebens geformt und geprägt, wie die Bäume, deren Holz einst einer Geige ihren Klang geben. Manche dieser Verwerfungen haben sich schon früh im „Faserverlauf" des Lebens gebildet, ja sie sind vielleicht schon genetisch angelegt. Andere Verkrümmungen sind im rauen Wechselspiel von Stürmen, Eis und Hagel ganz allmählich gewachsen und lassen sich nicht mehr rückgängig machen, sie gehören zu unserem Leben. Das Werden einer Geige wird ihm zum Gleichnis für den Menschen. Erst die Verbindung von ursprünglicher Faserung und der formgebenden Bearbeitung mit dem Schnitzwerkzeug des Geigenbauers schafft den richtigen Klangraum.

Die weise Therapeutin kann den Menschen in beiden Tendenzen wahrnehmen und begleiten. Mit den Worten von Schleske: *„Weisheit wird dem Leben gerecht. Sie achtet das Gewordene und sieht das Werdende in seinen Möglichkeiten."* Sie lässt sich hineinnehmen in die Sehnsucht der Menschen, die ihr anvertraut sind und lässt sich berühren von ihrem Schmerz. Dennoch versucht sie in ihrem Denken klar zu bleiben und das Ganze im Auge zu behalten.

Die therapeutische Haltung strebt eine Balance der Werte an: Sich einfühlen in andere und sich abgrenzen. Obwohl der Therapeut oft erfasst ist von der Dringlichkeit der Anliegen, bleibt er gelassen. Obwohl er versucht, Kraft und Hoffnung zu vermitteln, lässt er auch existenzielle Zweifel zu. Der weise Mensch folgt seinem Gewissen, auch wenn das politische Klima (die Volksmeinung, der Zeitgeist) in eine andere Richtung bläst.

Muss ein weiser Mensch immer sanftmütig sein, alles verstehend, alles akzeptierend? Nein, er darf, ja muss auch Grenzen setzen, Grenzen für sich selbst, aber auch Grenzen für andere (doch immer das Wohl der ratsuchenden Person im Auge).

6.9   Kann man Weisheit lehren?

Wie wird man denn nun weise? Diese Frage lässt sich gar nicht so einfach beantworten. Es gibt keinen Crashkurs „Weisheit in dreißig Tagen". Weisheit ist nicht einfach Wissen, das durch kluge Bücher und durch Seminare vermittelt werden kann. Weisheit ist mehr als rein wissens-orientierte Intelligenz.

Nicht wenige Autoren, die in diesem Text zitiert wurden, glauben, dass Weisheit sich letztlich nicht lehren lasse. Sie sei eine Begabung, die sich im Verlauf des Lebens auspräge, durch Traditionen, durch günstige Persönlichkeitseigenschaften, aber auch durch schwere, vielleicht gar lebensbedrohende Erfahrungen, die eine Person dazu herausfordern, das wirklich Wichtige in ihrem Leben zu erkennen und andern zu vermitteln.

Wir sind uns einig, dass Weisheit nicht einfach Wissen ist, das durch Frontalunterricht und kluge Bücher, durch Entscheidungs-Algorithmen und Ethikseminare vermittelt werden kann. Weisheit ist mehr als angesammeltes Wissen, mehr als eine Funktion von Intelligenz. Doch spätestens seit Goleman (1997) gibt es auch den Begriff der „Emotionalen Intelligenz". Er stellte in seinen Untersuchungen in 500 Betrieben fest, dass Karriere-Erfolg zu über 80 % nicht vom Intelligenz-Quotienten (IQ), sondern von jenem anderen Faktor abhängig war, den er „emotionale Intelligenz" (EQ) nannte, nämlich ein positives Selbstbild, emotionale Selbstregulation, Selbstmotivation, Empathie, und zwischenmenschliche Fähigkeiten. Der geneigte Leser erkennt rasch, dass hier ganz viele Themen angesprochen werden, die im weitesten Sinne Weisheit ausmachen.

Wer Weisheit lernen will, muss sich auf den Weg machen, offen sein und bereit sein, auch schwere Erfahrungen durchzumachen, die seine Werte in Frage stellen. Im Zen-Buddhismus gibt es den „Anfänger-Geist". Dieser misstraut der Routine und ist bereit, „in bekannten Situationen das Unbekannte zu entdecken, im Einfachen das Schwierige, im Schwierigen das Wichtige. Das verleiht dem Leben Farbe und Tiefe." Ist es etwa diese Haltung, die sich in der „Emotionalen Intelligenz" niederschlägt? Diese wiegt für ein erfolgreiches Leben schwerer als alles intellektuelle Wissen. Einige Elemente: ein positives Selbstbild, emotionale Selbstregulation, Selbstmotivation, Empathie und zwischenmenschliche Fähigkeiten.

Aus der Forschung ist bekannt, dass gute, „weise" Dozenten ihren Studenten immer auch etwas von dem mitgeben konnten, was ihr eigenes Leben bestimmte. Es gab jedoch keine Leitlinien, wie diese „Weisheitsfaktoren" wirklich vermittelt wurden. Hier schließt ein relativ neues Instrument an amerikanischen Schulen eine wesentliche Lücke, das „Social Emotional Learning" (SEL). Dies ist ein Curriculum für Schulen, wie diese „Weisheitsfaktoren" vermittelt werden können (Brackett und Rivers 2014). In dem Programm werden EQ-Werte im Rahmen eines „Responsive-Classroom" vermittelt.

Die Kinder werden gezielt angeleitet, sich für ihre Mitschüler zu interessieren und sich in sie einzufühlen (Empathie). Sie lernen Techniken der emotionalen Selbstregulation (unter Einbezug von Achtsamkeitsübungen) und sich selbst und ihre Gefühle besser wahrzunehmen. Und schließlich lernen sie Entscheidungen nicht einfach spontan zu treffen, sondern die Folgen ihrer Wahl zu bedenken und vor dem Entscheid „Tugenden" anzuwenden (etwa Ehrlichkeit, Gerechtigkeit, Fairness, Mitgefühl oder Mut).

Dabei wird auch darauf geachtet, in kulturell vielfältigen Klassen auf die Werte und Eigenheiten anderer Kinder Rücksicht zu nehmen. Begleitstudien haben gezeigt, dass Kinder mit diesem Programm nicht nur sozial besser (weiser) werden, sondern auch bessere Lernerfolge vorweisen.

Lernen durch Lebenserfahrung: Obwohl das Alter nicht automatisch weise macht, so sammelt der Mensch doch im Verlauf seines Lebens Einsichten, die es ihm ermöglichen, aus Fehlern zu lernen und eine Frage im Kontext besser zu verstehen. Wenn eine Person lebenslang die Weisheitskompetenzen übt, so entsteht dadurch eine weise Gelassenheit und Lebenserfahrung (Schmid 2012).

Eine psychotherapeutische Strategie zum Erlernen von Weisheit hat die Arbeitsgruppe um Prof. Michael Linden entwickelt (Baumann und Linden 2009). Sie konnten zeigen, dass Probanden, die an einem Kurs in Weisheitskompetenzen teilgenommen hatten, Beziehungen deutlich besser bewältigten und damit auch ein höheres Wohlbefinden erreichten.

6.10   Gelassenheit und Achtsamkeit in unserer Existenz

Klares Denken und weise Entscheidungen in der Lebensführung werden gehemmt durch die innere Unruhe, die so oft Kennzeichen der menschlichen Existenz zu sein scheint. Konfuzius soll einmal gesagt haben: „Durch Leichtfertigkeit verliert man die Wurzeln, durch Unruhe die Übersicht." Wenn Menschen Rat bei einem „Weisen" suchen, sei dies in der Seelsorge oder in der Psychotherapie, so liegt die Antriebsfeder meist in Ängsten, Sorgen, Selbstzweifeln und negativen Gedanken. Nichts suchen Ratsuchende mehr als Frieden für ihre Seele.

Während in früheren Jahren Autosuggestion und Entspannungsübungen die therapeutischen Zugänge prägten, hat sich in den letzten Jahren das Konzept der Achtsamkeit als wesentliche Technik für Gelassenheit, Distanzierung und innere Ruhe etabliert (Heidenreich und Michalak 2006). Achtsamkeitsmeditation wird in Psychotherapie und Psychosomatik eingesetzt, um einen besseren Umgang mit Schmerzen und Krankheit zu erlernen. Dabei haben sich verschiedene therapeutische Konzepte entwickelt, die Manual-basiert praktische Fertigkeiten in Achtsamkeitsmeditation vermitteln sollen. Und während sich Psychotherapie lange als „wertneutral" gab, tut sich hier eine Schnittstelle zur Spiritualität auf. Vier Schulen sind besonders gut untersucht (Bohus 2012): MBCT „Mindfulness-based cognitive therapy" in der Rückfallprophylaxe der rezidivierenden Depression, MBSR – „Mindfulness-based stress reduction", die DBT – „Dialektisch behaviorale Therapie" und die „Akzeptanz- und Commitment-Therapie" (ACT).

Achtsamkeits-Übungen können zum hilfreichen Ritual werden, das Gelassenheit vermittelt. Achtsamkeit wird allerdings ganz unterschiedlich gefüllt. Buddhistische Konzepte betonen die Entleerung des Geistes durch Konzentration auf den Atem und das Körpergefühl (Kabat-Zinn 2005). Als Psychotechnik liegt der Schwerpunkt auf Selbstwahrnehmung, Wohlbefinden und Naturverbundenheit.

Innere Stille und Kontemplation kann aber auch im christlichen Kontext umgesetzt werden, wobei hier durch das Gebet noch stärker der personale Bezug zu Gottes Leitung, Weisheit und Fürsorge hergestellt wird (Steindl-Rast 2013). Aus dem Gottesbezug wächst eine verstärkte Handlungsorientierung; Die inspirierte Gelassenheit gibt im Idealfall die Weisheit und Energie, Beziehungen in Verantwortung zu gestalten.

Der Theologe Reinhold Niebuhr hat einmal das klassische Weisheitsgebet formuliert, das auch die Gedanken dieses Textes abschließen soll:

Gott gebe mir die Gelassenheit,
Dinge hinzunehmen, die ich nicht ändern kann,
den Mut, Dinge zu ändern, die ich ändern kann,
und die Weisheit, das eine vom anderen zu unterscheiden.

Was Sie aus diesem Essential mitnehmen können

Besonders zentrale Erkenntnisse, die Leserinnen und Leser für sich mitnehmen sollten, sind:

- Der Begriff der Weisheit ist auch im digitalen Zeitalter hochaktuell und für die Bewältigung komplexer Lebensaufgaben unverzichtbar.
- Sie kennen die historischen, philosophischen und spirituellen Wurzeln unterschiedlicher Weisheitslehren. Demgegenüber steht das Gegenteil der Weisheit, nämlich die „Torheit", die sich in aktuellen Geschehnissen und Verhaltensweisen erkennen lässt.
- Sie kennen (in der Vielzahl von Definitionen) die wesentlichen fünf Faktoren der Weisheit, nämlich Faktenwissen, Empathie, Kontextualität, Zeitperspektive und Wertekompass. Sie verstehen die Bedeutung dieser Begriffe als grundlegende Eigenschaften für ein erfolgreiches Leben.
- Sie kennen die Grundzüge der psychologischen Erforschung von Weisheitsfaktoren und deren Bedeutung für die Psychotherapie. Sie sind sich bewusst, dass trotz aller Fertigkeiten und Techniken Weisheitskompetenzen wesentlich sind für den Aufbau einer effektiven therapeutischen Beziehung.
- Sie kennen den Unterschied zwischen der reduktionistischen Vorstellung einer biologisch orientierten „personalisierten Psychiatrie" und der personalen Beziehung in der Therapie.
- Sie sind vertraut mit den Weisheitskompetenzen, die durch M. Linden und sein Team erarbeitet wurden und versuchen diese in der Therapie und Beratung spannungsreicher Fragestellungen zur Anwendung zu bringen.
- Sie sind sich bewusst, dass Weisheit mehr als eine therapeutische Haltung ist – nämlich eine Grundmatrix der persönlichen Lebensgestaltung. Dabei ist es wichtig, seine eigenen Werte zu hinterfragen und sich in andere Menschen und

© Springer Fachmedien Wiesbaden 2015
S. Pfeifer, *Weisheit als Ressource in der Psychotherapie*, essentials,
DOI 10.1007/978-3-658-09583-3

ihren Lebenskontext hineinzudenken, um der anderen Person gerecht zu werden.
- Sie machen sich bewusst, dass ein erfülltes Leben nicht nur von Glück geprägt ist. Leiden gehört zum Leben, und Weisheit bedeutet, dieses in die menschliche Existenz zu integrieren. Gelassenheit und Geduld, auch in schwierigen Zeiten, führt oft zu einer neuen Sichtweise, die in der Bewältigung des Lebens hilft.

Literatur

Antonovsky A (1997) Salutogenese: Zur Entmystifizierung der Gesundheit. DGVT-Verlag, Tübingen

Ardelt M (2000) Intellectual versus wisdom-related knowledge: the case for a different kind of leaning in the later years of life. Educ Gerontol 26:771–789

Ardelt M (2004) Wisdom as expert knowledge system: a critical review of a contemporary operationalization of an ancient concept. Hum Dev 47:257–285

Assmann A (1991) Weisheit. Archäologie literarischer Kommunikation III. Fink Verlag, Wien

Bauer J (2005) Warum ich fühle, was du fühlst. Intuitive Kommunikation und das Geheimnis der Spiegelneurone. Hoffmann & Campe, Hamburg

Baumann K, Linden M (2008) Weisheitskompetenzen und Weisheitstherapie: Die Bewältigung von Lebensbelastungen und Anpassungsstörungen. Pabst, Lengerich

Bodenmann G (2006) Stress und Partnerschaft. Gemeinsam den Alltag bewältigen. Huberverlag, Bern

Bohus M (2012) Achtsamkeitsbasierte Psychotherapie. Nervenarzt 83:1479–1490

Brackett MA, Rivers SE (2014) Transforming students' lives with social and emotional learning. In: Pekrun R. & Linnenbrink-Garcia L. (Hrsg) International handbook of emotions in education. Routledge, New York, S. 368–388

Buber M (1923/1999) Ich und Du. Gütersloher Verlagshaus, Gütersloh

Calhoun L, Tedeschi R (1995) Trauma & transformation. Sage Publications, Thousand Oaks CA

Charney DS (2004) Psychobiological mechanisms of resilience and vulnerability: implications for successful adaptation to extreme stress. Am J Psychiatry 161:195–216.

Elkin I, Shea MT, Watkins JT et al (1989) National institute of mental health treatment of depression collaborative research program. General effectiveness of treatments. Arch Gen Psychiatry 46:971–982

Erikson EH (1973) Identität und Lebenszyklus. Suhrkamp, Frankfurt

Fuchs T (2002) Der Begriff der Person in der Psychiatrie. Der Nervenarzt 73:239–246

Fuchs T (2013) Personalisierte Psychiatrie? Eine Kritik und Gegendarstellung. In: Heinze M, Schlimme JE, Kupke C (Hrsg) Personalisierte Psychiatrie – zur Kritik eines Konzeptes. Parodos, Berlin S. 90

Gandhi M (1922) The collected works of Mahatma Gandhi (electronic edition), Vol. 33, pp. 133–134

© Springer Fachmedien Wiesbaden 2015

S. Pfeifer, *Weisheit als Ressource in der Psychotherapie,* essentials,

DOI 10.1007/978-3-658-09583-3

Geyer CF (1978) Einführung in die Philosophie der Antike. Wissenschaftliche Buchgesellschaft, Darmstadt

Glück J, Bluck S (2011). Laypeople's conceptions of wisdom and its development: cognitive and integrative views. J Gerontol Psychol Sci 66B:321–324

Goleman D (1997). Emotionale Intelligenz. DTV, Frankfurt

Harris R (2009) Wer dem Glück hinterherrennt, läuft daran vorbei. Kösel, München

Harris R (2011) ACT leichtgemacht. Ein grundlegender Leitfaden für die Praxis der Acceptance und Commitment Therapie. Arbor, Freiburg

Heidenreich T, Michalak J (Hrsg) (2006) Achtsamkeit und Akzeptanz in der Psychotherapie. Ein Handbuch. DGVT Verlag, Tübingen

Holsboer F (2008) How can we realize the promise of personalized antidepressant medicines? Nat Rev Neurosci 9:638–646

Joseph S (2009) Growth following adversity: positive psychological perspectives on posttraumatic stress. Psychol Topics 18:335–344

Kabat-Zinn J. (2005). Zur Besinnung kommen. Die Weisheit der Sinne und der Sinn der Achtsamkeit in einer aus den Fugen geratenen Welt. Arbor, Freiburg

Kast V (2002) Der Schatten in uns: Die subversive Lebenskraft. DTV, München

Laotse (1961/1985). Tao-tê-King. übers. u. hrsg. von Günther Debon. Reclam, Stuttgart

Laotse (2014). http://wiki.yoga-vidya.de/Taoistische_Weisheiten, abgerufen am 8.12.2014

Linden M et al (2004) Die posttraumatische Verbitterungsstörung (PTED). Abgrenzung einer spezifischen Form der Anpassungsstörungen. Der Nervenarzt 75:51–57

Linley PA, Joseph S (2004). Positive change following trauma and adversity: a review. J Trauma Stress 17:11–21

Maercker A, Böhmig-Krumhaar SA, Staudinger UM (1998) Existentielle Konfrontation und das Profil weisheitsbezogenen Wissens und Urteilens: Eine Untersuchung von Weisheitsnominierten. Zeitschrift für Entwicklungspsychologie und Pädagogische Psychologie 30:2–12

Maio G (2013) Ärztliches Heilen als industrieller Prozess? Prax Palliat Care 18:20–25

Maio G (2014) Geschäftsmodell Gesundheit. Wie der Markt die Heilkunst abschafft. Suhrkamp, Frankfurt

May R (1983/1990) Sich selbst entdecken. Seinserfahrungen in den Grenzen der Welt. DTV, München

Noyon A. (2006) Achtsamkeit und Akzeptanz in der existenziellen Psychotherapie. In: Heidenreich T., Michalak J. (Hrsg) Achtsamkeit und Akzeptanz in der Psychotherapie. Ein Handbuch. DGVT Verlag, Tübingen

Noyon A. & Heidenreich T. (2012) Existenzielle Perspektiven in Psychotherapie und Beratung. Beltz, Weinheim

Paul G (2001) Konfuzius. Herder, Freiburg

Peterson C, Ruch W, Beermann U, Park N, Seligman MEP (2007) Strengths of character, orientation to happiness, and life satisfaction. J Posit Psychol 2:149–156

Rosa H. (2013) Beschleunigung und Entfremdung: Entwurf einer kritischen Theorie spätmoderner Zeitlichkeit. Frankfurt: Suhrkamp.

Rosenberg L (2009) Living in the light of death. On the art of being truly alive. Shambhala, Boston

Schleske M (2009) Der Klang. Vom unerhörten Sinn des Lebens. Kösel, München

Schmid W (2012) Gelassenheit. Was wir gewinnen, wenn wir älter werden. Insel, Berlin

Scobel G (2011) Weisheit – Über das, was uns fehlt. Dumont, Köln

Seligman M (2012) Flourish – Wie Menschen aufblühen: Die Positive Psychologie des gelingenden Lebens. Kösel, München

Shea M et al (1992) Course of depressive symptoms over follow-up: findings from the NIMH treatment of depression collaborative research program. Arch Gen Psychiatry 49:782–787

Siddiqui HR (2014) Islamic Wisdom. Selbstverlag/Kindle Edition

Simon GE, Perlis RH (2010) Personalized medicine for depression. Am J Psychiatry 167:1445–1455

Staudinger UM, Baltes PB (1996) Weisheit als Gegenstand psychologischer Forschung. Psychologische Rundschau 47:57–77

Staudinger UM, Glück J (2011) Psychological wisdom research: commonalities and differences in a growing field. Annu Rev Psychol 62:215–241

Staudinger UM, Smith J, Baltes PB (1994) Handbuch zur Erfassung von weisheitsbezogenen Wissen. Max-Planck-Institut für Bildungsforschung, Berlin, ISBN 3–87985-037–2. http://edoc.mpg.de/get.epl?fid = 15978&did = 234762&ver = 0. Zugegriffen: 30 Sept 2014

Steindl-Rast D (2013) Achtsamkeit des Herzens. Herder, Freiburg

Sternberg RJ (1998) A balance theory of wisdom. Rev Gen Psychol 2(4):347–365

Sternberg RJ (2005) Foolishness. In: Sternberg RJ, Jordan J (Hrsg) A handbook of wisdom. psychological perspectives. Cambridge University Press, Cambridge, S. 331–352

Sternberg RJ, Jordan J (Hrsg) (2005) A handbook of wisdom. psychological perspectives. Cambridge University Press, Cambridge

Telushkin J (2010) Jewish wisdom. Ethical, spiritual and historical lessons from the great works and thinkers. Harper-Collins, New York

Thich Nhat Hanh (1999). Das Herz von Buddhas Lehre: Leiden verwandeln – die Praxis des glücklichen Lebens, 7. Auflage 2012, Freiburg: Herder.

Tiberius V (2011) The rosewood report on practical wisdom. www.mcps.umn.edu/documents/rosewoodreport.pdf. Zugegriffen: 27 Dec 2014

Wampold B.E. (2009). Qualities and actions of effective therapists. Research suggests that certain psychotherapist characteristics are key to successful treatment. https://www.apa.org/.../ce/effective-therapists.pdf. Zugegriffen: 22 Dec 2014

Wu G, Feder A, Cohen H et al (2013) Understanding resilience. Front Behav Neurosci 7:1–15

Yalom I.D. (2010) Existenzielle Psychotherapie. Edition Humanistische Psychologie, Bergisch Gladbach

www.wisdompage.org

www.wisdomresearch.org

www.responsiveclassroom.org